Stefan Dederichs

Scheiß auf perfekt!

»My name is nobody,
and nobody is perfect.«

Unbekannter Verfasser

STEFAN DEDERICHS

Scheiß auf perfekt!

Mit Mut zur Lücke glücklich leben

GABAL

Externe Links wurden bis zum Zeitpunkt der Drucklegung des Buches geprüft. Auf etwaige Änderungen zu einem späteren Zeitpunkt hat der Verlag keinen Einfluss. Eine Haftung des Verlags ist daher ausgeschlossen.

Bibliografische Information der Deutschen Nationalbibliothek

Die Deutsche Nationalbibliothek verzeichnet diese Publikation in der Deutschen Nationalbibliografie; detaillierte bibliografische Daten sind im Internet über http://dnb.d-nb.de abrufbar.

ISBN 978-3-96739-040-7

Redaktionelle Unterstützung: text-ur Agentur Dr. Gierke, Köln | www.text-ur.de
Lektorat: Anja Hilgarth, Herzogenaurach
Umschlaggestaltung: SCOPE we think design / Insa González | scope-ffm.com
Umschlagabbildung: Istvan Hajas / Shutterstock
Autorenfoto: Steffen Löffler | stlart.de
Satz und Layout: Das Herstellungsbüro, Hamburg | www.buch-herstellungsbuero.de
Druck und Bindung: Salzland Druck, Staßfurt

Wir drucken in Deutschland.

www.gabal-verlag.de
www.facebook.com/Gabalbuecher
www.twitter.com/gabalbuecher
www.instagram.com/gabalbuecher

PEFC zertifiziert
Dieses Produkt stammt aus nachhaltig bewirtschafteten Wäldern und kontrollierten Quellen.
www.pefc.de

Inhalt

Einleitung: Der Mut zur pragmatischen Lücke 9

Test: Wie perfektionistisch bist DU? 16

Kapitel 1: Perfektionismus verstehen 19

Der Unterschied zwischen normalem und neurotischem Perfektionismus 19

Perfektionismus ist Glück und Makel 23

In der Echokammer des Perfektionismus 25

Die Fesseln des Perfektionismus 28

Das Pareto-Prinzip und die Perfektion 34

Sind Sie ein Leistungs- und Glücksverhinderer? 38

Ursachen für übermäßigen Perfektionismus 41

Kapitel 2: Mit Mut zur Lücke mehr Zufriedenheit im Privatleben und im Umgang mit sich selbst 49

Von der Anerkennung und dem Gefühl, gemocht zu werden 49

Einmischen – ein Garant für Konflikte 52

Das richtige Maß der Dinge 55

Der Wahn der Selbstoptimierung 57

Perfektionismus und Unglücklichsein 60

Mittelmaß muss nicht immer Sünde sein 61

Das Recht, sich selbst zu lieben 63

Das Potenzial seiner Stärken nutzen 70

Perfekte Eltern: Gibt es das überhaupt? 72
Perfektionismus und Politik 80

Kapitel 3: Mit Mut zur Lücke zur glücklichen Beziehung 83

Auf der Suche nach dem perfekten Partner 84
Die rosarote Brille und die Realität 87
An der Beziehung arbeiten und Gemeinsames schaffen 90
Sage mir, wer deine Freunde sind, und ich sage dir, wer du bist 95

Kapitel 4: Mit Mut zur Lücke gesund leben 104

Warum Perfektionisten gefährlicher leben 105
Weniger ist oft mehr 106
Gesunder Lebensstil durch Ausgewogenheit 117

Kapitel 5: Mit Mut zur Lücke zu innerem Reichtum 124

Äußerer Reichtum sorgt nur für ein extrinsisches Glücksgefühl 124
Intrinsische Zufriedenheit führt zu innerem Reichtum 127
Auf der Suche nach der wahren Bestimmung 129

Kapitel 6: Mit Mut zur Lücke den Beruf rocken 137

»Was du heute kannst besorgen, das verschiebe nicht auf morgen« 137
Einfach anfangen: Die berufliche Veränderung wagen 140
Der Fehler – ein Zeichen der Stärke 143
Perfektionismus im Unternehmen als Hindernis 145
Gegen den Null-Fehler-Perfektionismus: Vom Mut, Dinge auch abzuschließen 147
Das perfekte Team: Alptraum oder Segen? 149
Den beruflichen Gipfel mit realistischen Zielen erstürmen 159
Mut zur Lücke – aber nicht bei der Pünktlichkeit 165
Verhindert Perfektionismus Leistungsstärke? 167

Kapitel 7: Mit Mut zur Lücke das Glück finden 171

Von der Kunst des Lebens 171

Die Suche nach dem »perfekten Glück« 176

Viele Menschen verwechseln Glück mit Erfolg 177

Entscheidungsstarke Menschen sind oft glücklich(er) 180

Der Sinn des Lebens – die philosophische Grundaufgabe der Menschen 184

Ein unperfektes Schlusswort 189

Auswertung des Tests 192

Literatur und Quellen 197

Personen- und Stichwortverzeichnis 201

Über den Autor 203

Einleitung: Der Mut zur pragmatischen Lücke

Mit der Perfektion ist es so eine Sache. Die einen preisen sie als Nonplusultra an Qualität und Effektivität, die anderen halten sie für überflüssigen Leistungsdruck. Was stimmt denn nun? Sollen wir es nun perfekt machen oder lieber nicht? Ab wann sind wir krankhaft perfektionistisch, ab wann zu oberflächlich? Egal, welche Meinung wir einholen, sie hilft uns meist nicht weiter. Dafür ist das Thema viel zu komplex – und dafür gehen viel zu viele Menschen von ihrer Privatmeinung aus, das ist auch nicht hilfreich. Was uns aber weiterhilft, ist, sich mal intensiv mit dem Thema auseinanderzusetzen – und das wirklich richtige Maß für sich selbst zu finden. Und davon kann ich »ein Lied singen«!

Ich selbst bin viele Jahre lang der Perfektion hinterhergelaufen, habe krampfhaft versucht, alles richtig zu machen. Ich glaubte, ich sei nicht gut genug, ich müsse besser sein, immer besser als alle anderen. Ich war nie mit mir und meiner Leistung zufrieden, habe mich immer mit anderen verglichen und so eine Depression entwickelt, aus der ich nur schwer wieder herauskam (wer über diese Phase der tiefen Depression und wie ich darüber mein Glück fand, nachlesen will, dem sei mein Buch »Glücksmacher« – siehe Literaturliste – empfohlen). Denn egal, wie sehr ich mich anstrengte, wirklich perfekt war ich meiner Meinung nach nie, und darum stellte sich, so wie ich gepolt war, nie ein Zufriedenheitsgefühl ein. Für alles brauchte ich viel zu viel Zeit, weil ich mich mit den letzten Kleinigkeiten unheimlich aufhielt. Und glücklich war ich mit meiner Leistung dennoch nicht. Oft habe ich mich gar nicht erst getraut, mit etwas zu starten, weil ich der Meinung war, dass ich es sowieso nicht gut genug hinbekommen würde. Paralyse durch Analyse – ich habe so genau geplant und immer wieder hinterfragt, dass das Tun, das Umsetzen, zurückstand. Das Streben nach der höchstmöglichen Stufe der Perfektion, die ich so aber nie erreichen konnte, hat immer mehr dazu geführt, dass ich mich in mich selbst zurückgezogen habe, immer unglücklicher wurde. Heute sage ich im Rückblick: Bevor sich etwas bei mir verändern konnte, musste ich erst einmal die Ursache für das Streben nach der unerreichbaren Perfektion erkennen.

Wenn du das Gefühl hast, dass du zu sehr nach Perfektion strebst und dies dein Glücklichsein verhindert, dann suche nach der *eigentlichen* Ursache, die dich antreibt und nicht zur Ruhe kommen lässt, denn diese maskiert sich nur mit der vorgeblichen Perfektion.

Wie gern hätte ich in der Jugend ein Musikinstrument gelernt. Da meine Musiklehrerin mir jedoch bei jeder Gelegenheit bestätigte, wie unmusikalisch ich doch sei, habe ich mich gar nicht erst getraut, mit einem Instrument zu beginnen. Ich erkannte nicht, dass, egal wie gut ich auch sein würde, es immer jemanden geben würde, der noch besser ist – und dass das aber egal sein müsste für meine Freude an der Musik! Es dauerte viele Jahre, bis ich verstanden habe, dass sich dies auch nie ändern wird. Mein Fehler bestand darin, dass ich mich ständig mit anderen verglichen habe, und nicht mit mir selbst.

Es gab in der Schule einen Mitschüler, der wirklich brillant Gitarre spielte, er hatte bereits mit fünf Jahren mit dem Unterricht begonnen. Bei Schulaufführungen war er jedes Jahr der King. Auf diesem Leistungsniveau hätte ich in absehbarer Zeit niemals spielen können. Mein Anspruch an diese nicht erreichbare Perfektion war so hoch (und die Aussage meiner Musiklehrerin klang so nachhaltig in meinen Ohren), dass ich vor dem möglichen Gitarre-Start schon verzagte. Heute weiß ich: Ich hätte nur mich selbst, meine Ansprüche und Erwartungen an mich selbst als Vergleichsmaßstab heranziehen dürfen. Ich hätte mich nur mit meiner eigenen Leistung vergleichen dürfen. Einfach jeden Tag ein wenig besser werden – das wäre der richtige Weg gewesen, der direkt ein besseres Gefühl in mir verursacht hätte. Hätte ich mit einem Instrument begonnen und dann meine Fortschritte nur mit meinem eigenen Können verglichen, hätte ich gleich richtige Glücksmomente erlebt.

Der Wille zu wachsen und sich immer weiter zu verbessern ist im privaten und im beruflichen Bereich sehr wichtig; dazu ist in den meisten Fällen eine übermäßige Perfektion jedoch nicht erforderlich. Mit 45 Jahren habe ich mich endlich durchgerungen, nicht mit dem Gitarre-, aber mit dem Saxofonspielen zu beginnen. Natürlich ist mir bewusst, dass ich kein Superstar mehr werden kann. Ich weiß auch, dass ich nie perfekt spielen werde. Heute sage ich: Na und? Es macht mir eine Riesenfreude – und das ist es, um das es geht! Mittlerweile spiele ich zumindest so gut, dass ich vor Freunden das ein oder andere Lied vortragen kann. Und das mit ein wenig Stolz. Ich habe sogar schon vor einem kleinen Publikum auf der Bühne gespielt. Wow, welch ein Gefühl. Ja, ich habe den Takt nicht immer getroffen, habe mich auch mal leicht verspielt. Hat es jemand bemerkt? Nein. Die Zuhörer waren begeistert und es hat ihnen gefallen. Hätte ich gewartet, bis ich perfekt spielen kann, dann würde ich noch heute hinter der Bühne hocken. Mein Lehrer spielt wirklich perfekt, er spielt alles rauf und runter, mit einem Hammersound, er improvisiert und hört jede falsche Note. Hätte ich meine Leistung mit seiner verglichen, hätte ich sicher längst wieder aufgegeben. Meine einzige Chance war und ist es, mich nur mit mir selbst zu vergleichen. Jede Woche meinen eigenen Fortschritt zu bestaunen und mich an der persönlichen Entwicklung zu erfreuen.

Der Einzige, mit dem du deine Entwicklung vergleichen solltest, ist niemand anderes als du selbst, dein Ich von gestern. Von gestern auf heute zu morgen entwickelst du dich zu dem »Ich«, das du sein willst.

Ich musste noch etwas anderes feststellen: Meine Qualitäten liegen ganz woanders. Es entspricht gar nicht meiner Persönlichkeit, Dinge immer zu 100 Prozent richtig machen zu wollen. Ich hatte mir dies aufgrund meines mangelnden Selbstvertrauens nur eingeredet, ich dachte, ich müsste immer in allem perfekt sein. In Wahrheit liegt meine Stärke darin, Dinge auf den Weg zu bringen, etwas zu starten und schnell umzusetzen. Ich bin ein Sprinter, der seine PS schnell auf die Straße bringen kann. Ja, natürlich mit guter Qualität, jedoch ohne 95 Prozent der Zeit mit 5 Prozent der letzten Strecke zu verbringen, um perfekt durchs Ziel zu laufen. In vielen Fällen passiert nämlich genau dies: Wir verbringen mehr Zeit damit, Perfektion zu erreichen, als mit hervorragender Qualität Dinge voranzubringen.

Bitte versteh mich nicht falsch, es gibt Situationen, Berufe, Produkte, da geht es um Perfektion. Wenn sich zum Beispiel ein Star-Koch einen Stern erkochen will, dann kommt es genau auf jene letzten 5 Prozent an, da ist Perfektion mehr als gefragt. Er muss die Zeit investieren, die es braucht, um alles perfekt hinzubekommen, ansonsten hat er keine Chance auf den Stern. Wenn ich jedoch einen Lkw mit Hilfsgütern für unsere Hilfsorganisation belade, dann reicht es aus, wenn die Ware ordentlich gestapelt und gesichert ist, da ist keine Perfektion gefragt. Wir hatten einmal einen Helfer, für den wir mehr als dankbar waren, der es mit der Beladung jedoch so genau genommen hat, dass wir im Durchschnitt anstelle von vier Stunden fast acht Stunden benötigt haben. Jedes Teil hat er genau unter die Lupe genommen und geprüft, wie es wohl am besten zu stapeln und zu sichern sei. Das war eine enorme Belastung für die anderen Helfer. Immerhin investierte jeder von uns ehrenamtlich Zeit für das Projekt, und jede Stunde, die wir früher in der verdienten Freizeit verbringen durften, war uns herzlich willkommen. Ja, okay, vielleicht konnten drei Matratzen mehr beladen werden, oder es kam ein Stuhl weniger mit leichten Schrammen am Zielort an. Dies stand jedoch in keinem Verhältnis zum benötigten Mehraufwand.

Genau solche Situationen erlebe ich immer und immer wieder. Viele Menschen verstricken sich in ihrem Perfektionsdrang und schaffen es nicht, die Situation richtig einzuschätzen, sowohl im Beruf als auch im privaten Leben. Sie starten Projekte erst gar nicht oder verpassen den richtigen Markteintritt, weil sie glauben, den angemessenen Perfektionsgrad noch nicht erreicht zu haben. Das Streben nach Perfektion wird damit regelrecht zur Blockade, zum Verhinderer und zum Verhängnis. Was notwendig ist, ist der Mut zur Lücke, der Mut, auch einmal fünf gerade sein zu lassen und lieber unperfekt zu starten und voranzukommen, als perfekt zu warten und zu scheitern:

! Scheiß auf perfekt, hab den Mut zur pragmatischen Lücke!

Es ist nicht mein Anspruch, dir hier Lösungen zu bieten oder dich mit Ratschlägen zu einem »anderen Ich zu erziehen« – denn das kann man gar nicht. Jeder Mensch hat sein Recht auf seine eigene Denkweise, seine eigene Art und seine eigene Meinung. Mein Anspruch ist es, dir Impulse zu liefern, die es dir ermöglichen, deine Sichtweise zu überdenken, zu optimieren und andere Blickwinkel zuzulassen. Vor allem dann, wenn dich deine »alte« Sichtweise bisher nicht so weit gebracht hat, wie du es dir gewünscht hast. Dann habe ich hier ein paar Impulse für dich, dein Leben und deine Handlungen auch einmal von einer anderen Seite zu betrachten. Ich habe auch nicht den Anspruch, alle Aussagen hier umfangreich wissenschaftlich darzulegen (obwohl ich natürlich alle Quellen und die weiterführende Literatur nach bestem Wissen und Gewissen aufliste und vorstelle), meine Beispiele sind aus dem echten Leben, tatsächliche Erfahrungen von mir oder Menschen aus meinem näheren Umfeld. Du erfährst sehr viel über mich persönlich und meine Lebensweise, und diese Erfahrungen können dir, wenn du magst, bei deiner Entwicklung und deinem Wachstum behilflich sein.

Du entscheidest über Erfolg und Misserfolg und darüber, ob du glücklich bist oder unglücklich. Denn du allein bist für dein Leben verantwortlich, du ganz allein, niemand anders, und auch nicht die Umstände. Du entscheidest darüber, was am Ende deines Lebens auf deinem Grabstein stehen soll, was die Menschen über dich sagen werden. Unser Leben hat nur eine begrenzte Dauer, du hast die freie Wahl, wie du es gestaltest, sei nur ehrlich zu dir selbst und sei dir bewusst darüber, wie du lebst und wer du bist. Nimm dein Leben wahr, halt dir einen Spiegel vor und erkenne dich. Es ist nicht meine Absicht, mich in dein Leben einzumischen, dir zu sagen, was richtig und was falsch ist. Es ist jedoch durchaus meine Absicht, dich zu verunsichern, dich zum Denken anzuregen, dich dazu zu bewegen, dein Leben und deine Handlungen zu überprüfen. Es wird Aussagen von mir geben, denen du nicht zustimmst, und es wird Aussagen geben, über die du nachdenken wirst, und es wird Aussagen geben, denen du absolut zustimmen wirst. Alles liegt jeweils im Auge des Betrachters, denn jeder Mensch ist anders und hat seine eigene Sichtweise, seine eigenen Erfahrungen und seine eigene Lebenseinstellung – und genau das macht uns Menschen aus. Das Schöne an uns Menschen ist doch, dass wir ein Leben lang lernen können, dass wir uns das ganze Leben lang entwickeln und verändern können. Ob wir dies tun und inwieweit wir das tun, liegt wiederum allein bei uns. Es ist jedoch nie zu spät, Veränderungen zuzulassen. Genau das finde ich so spannend, diese Unterschiedlichkeit zwischen uns Menschen. Keiner ist wie der andere, und genau das sollten wir akzeptieren.

Schauen wir uns doch einmal an, wie sich Perfektionismus auf unser Leben auswirkt. Welche Risiken und welche Chancen sich daraus ergeben können. Bei meinen Recherchen zu diesem Buch ist mir aufgefallen, dass Bücher, die über Perfektionismus handeln, diesen in der Regel sehr negativ darstellen. Und ja, der krankhafte Perfektionismus bringt sicherlich eine ganze Menge negativer Eigenschaften mit sich. Jedoch hat Perfektionismus auch positive Seiten. Ich möchte allerdings nicht nur dessen extreme Seiten und Aspekte betrachten, sondern das große breite Spektrum, das ihn ausmacht. Meine Aussage ist, dass Perfektionismus weder gut noch schlecht ist. Es kommt auf die Situation und die Zielsetzung an. Oft wird der Perfektionismus jedoch zur Fessel, und in vielen Lebensbereichen kann es sinnvoll sein, diese zu lösen.

Wer schon einmal ein Buch von mir gelesen hat, der weiß bereits, dass ich ausschließlich in der »Du«-Form schreibe. Der Grund dafür ist meine Erfahrung, dass wir uns Menschen, mit denen wir per Du sind, näher fühlen. Wir empfinden sie als Freunde und nehmen daher Impulse, die von ihnen ausgehen, eher wahr, und sind bereit, zu prüfen, ob wir sie in unser Leben aufnehmen wollen. Daher gestatte mir, dich in diesem Buch mit »Du« anzusprechen. Gleichzeitig lade ich alle, männlich, weiblich und divers, ein, mich durch dieses Buch zu begleiten. Sollte einmal aus grammatikalischen Gründen nur die männliche Form genutzt werden, so sei dir gewiss, dass DU gemeint bist, egal, welches Geschlecht du hast.

Damit DU das meiste für dich aus diesem Buch herausholen kannst, habe ich auf den nächsten Seiten einen kleinen Selbsttest für dich zusammengestellt, dessen Auswertung du weiter hinten im Buch findest. Er soll dich auf deinem Weg zur besseren Selbsterkenntnis begleiten und dir weitere Impulse und Denkansätze vermitteln. Wenn du ihn ausfüllst, nimm die Antwort, die dir als Erstes einfällt – nicht die »perfekte« Antwort … denn diese gibt es sowieso nicht.

Und nun: Lass dir Zeit beim Lesen, du musst ja nicht perfektionistisch jedes Wort genau unter die Lupe nehmen. Es ergibt jedoch Sinn, alles auch einmal sacken zu lassen, auf sich wirken zu lassen und über Gelesenes nachzudenken und vielleicht eine bewusste Pause einzulegen. Mir ist wichtig, dass du dich wohlfühlst und Glücksmomente erlebst.

Viel Freude beim Lesen.
Dein Stefan

Test: Wie perfektionistisch bist DU?

Finde heraus, wie sehr dein Leben von Perfektionismus geprägt ist und inwieweit dich diese Ausprägung in deinem Glück behindert – oder in deinem Vorankommen unterstützt oder bremst. Der folgende kleine Test wird dir helfen, dich besser einschätzen zu können – er ist zwar nicht wissenschaftlich, wird dir aber trotzdem helfen, zu einem besseren Umgang mit Perfektionismus zu gelangen.

In welchem Ausmaß treffen die Aussagen auf dich zu? Kreise für »Trifft stark zu« die 2 als Punktzahl ein, für »Trifft zum Teil zu« die 1 und für »Trifft nicht zu« die 0 und zähle am Ende des Tests die Punkte deiner Aussagen zusammen.

Die Auflösung mit einigen Impulsen und Ideen für dich findest du am Ende des Buches nach meinem Schlusswort.

Aussage / Glaubenssatz	Trifft stark zu	Trifft zum Teil zu	Trifft nicht zu
Ich möchte in allen Lebensbereichen immer der Beste sein.	2	1	0
Ich stelle an mich selbst die allerhöchsten Ansprüche und gebe mich selten zufrieden.	2	1	0
Ich erwarte von anderen, dass sie immer ihr Bestes geben.	2	1	0
Ich bin davon überzeugt, dass andere von mir Perfektion erwarten.	2	1	0
Eine perfektionistische Haltung erleichtert das Leben ungemein.	2	1	0

Aussage / Glaubenssatz	**Trifft stark zu**	**Trifft zum Teil zu**	**Trifft nicht zu**
Perfektionismus hat keinerlei Einfluss auf die Gesundheit.	2	1	0
Die Aussage »Du bist ein Perfektionist« oder »Das hast du einfach perfekt hinbekommen« bedeutet für mich ein Riesenkompliment.	2	1	0
Andere Menschen machen mir nie etwas gut genug.	2	1	0
Wer perfekt ist, genießt bei anderen Menschen rasch höchste Anerkennung.	2	1	0
Wenn ich etwas erreicht habe, beschäftige ich mich sofort mit der nächsten Aufgabe.	2	1	0
Mir gelingt es selten, Erfolge zu genießen und zu feiern.	2	1	0
Ich erwarte von der Partnerschaft, vom Familienleben und dem Freundeskreis, dass mich diese Beziehungen glücklich machen.	2	1	0
Ich habe den Wunsch, anderen gegenüber immer gut dazustehen.	2	1	0
Das Beste ist gerade gut genug für mich.	2	1	0
Für meine Eltern konnte ich nichts gut genug machen.	2	1	0
Ich kann nicht sagen, was es für mich bedeutet, ein erfülltes Leben zu führen und das Leben zu genießen.	2	1	0
Ich zweifle oft an mir selbst.	2	1	0
Ich mache Aufgaben lieber selbst, als sie zu delegieren.	2	1	0
Ich habe Angst davor, Fehler zu machen und zu scheitern.	2	1	0
Ich habe große Angst vor Ablehnung.	2	1	0
Ich plane und regele alles sehr gern bis ins kleinste Detail.	2	1	0

Aussage / Glaubenssatz	**Trifft stark zu**	**Trifft zum Teil zu**	**Trifft nicht zu**
Wenn ich ein Projekt angehe, zählt für mich nur das Ergebnis.	2	1	0
Um eine Entscheidung zu treffen, brauche ich immer sehr lange.	2	1	0
Mir fällt es schwer, Schwächen und Fehler zuzugeben.	2	1	0
Mir fällt es schwer, realistische Ziele zu setzen.	2	1	0
Unvollkommenheit ist mir ein Graus.	2	1	0
Ich bin mit dem, was ich erreicht habe, nie zufrieden.	2	1	0
Ich plane gerne und erstelle dafür alle möglichen Listen.	2	1	0
Ich wiederhole alles so lange, bis es perfekt ist.	2	1	0
Ich kontrolliere gern, und zwar am besten mehrfach.	2	1	0
Meine Gesamtpunktzahl			

Kapitel 1: Perfektionismus verstehen

In diesem Kapitel setzt du dich mit dem Grad deines eigenen Perfektionismus auseinander und lernst dich mit einem kleinen Selbsttest besser kennen.

Danach stehen grundsätzliche Überlegungen zum Thema Perfektionismus an. Mein Wunsch ist, dass du am Ende des Kapitels sagen kannst, was DU unter Perfektionismus verstehst, und einschätzen kannst, ob du unter Perfektionismus leidest oder von dieser Haltung manchmal sogar profitierst.

Der Unterschied zwischen normalem und neurotischem Perfektionismus

Laut Duden bedeutet der Begriff »Perfektion« »Vollkommenheit«. Im Allgemeinen wird er auch genau so verstanden, nämlich als das Streben nach Vollkommenheit.

Im Wesentlichen unterscheidet man in der Wissenschaft zwei Arten von Perfektionismus. Die Psychologin Christine Altstötter-Gleich spricht von einem gesunden und einem ungesunden Perfektionismus (Altstötter-Gleich, Geisler 2017). In der Forschung wird dies auch gern funktionaler und dysfunktionaler Perfektionismus genannt. Bereits 1978 führte der amerikanische Psychologe Don E. Hamachek die erste Untersuchung zum Thema Perfektionismus durch. Er schlug vor, zwischen normalem Perfektionismus und neurotischem Perfektionismus zu unterscheiden. Diese Bezeichnungen möchte ich zur Differenzierung und Erläuterung verwenden.

Der normale Perfektionismus bei Menschen ist ein Antreiber, er sorgt dafür, dass wir nach Größerem, nach Besserem, nach Höherem, nach Anspruchsvollerem streben. Er sorgt dafür, dass wir Ziele setzen und erreichen, dass wir Unmögliches möglich machen. Der normale Perfektionismus hilft uns dabei, dass wir wachsen, dass wir Dinge vorantreiben und umsetzen. Dass wir besser werden und neue Blickwinkel eröffnen. Er bringt viele positive Aspekte mit sich – ohne diese Spielart des Perfektionismus wären wir Menschen heute nicht da, wo wir sind.

Menschen mit normalem Perfektionismus streben nach mehr, geben stets »150 Prozent«, gehen die »Extra-Meile« und haben hohe Ansprüche; sie akzeptieren jedoch gleichzeitig, dass Fehler zum Leben und zum Menschen dazugehören. Klar, auch natürliche Perfektionisten sind nicht erfreut über Rückschläge und selbstverursachte Fehler. Durch sie werden sie angetrieben, sich zu verbessern und in Zukunft Fehler zu vermeiden. Allerdings beziehen sie diese negativen Erlebnisse nicht darauf, dass sie nichts können oder nichts wert sind. Sie anerkennen ihre Leistungen durchaus, nutzen jedoch zugleich jede Möglichkeit, diese Erfahrungen zur Grundlage ihrer Weiterentwicklung und Verbesserung zu machen.

Wenn normale Perfektionisten ihre Ziele erreichen, ihren Plan verwirklichen und zu Verbesserungen gelangen, dann können sie sich an ihnen erfreuen, dies steigert ihr Selbstwertgefühl und Selbstvertrauen. Sie können Erfolge genießen und emotional wahrnehmen. Sie erkennen die Veränderung und können sich auch an ihr erfreuen. Sie streben nach mehr und nach weiterer Optimierung, jedoch ohne den Gedanken, dass das Erreichte bei Weitem nicht gut genug sein könnte. Und ohne sich ständig Vorwürfe zu machen, dass sie immer noch nicht perfekt seien. Sie sind in der Lage, das Erreichte zu genießen und trotzdem den Wunsch zu verspüren, nach vorn streben und sich weiter verbessern zu wollen.

Bei Menschen mit neurotischem Perfektionismus sieht das ganz anders aus. Sie können sich nicht über das Erreichte erfreuen. Erreichte

Ziele werden nicht zum Glücksmagneten, sie werden nicht wirklich als final wahrgenommen. Sie sind immer der Meinung, dass sie nicht gut genug sind, dass es noch besser geht. Es bleiben Selbstzweifel. Neurotische Perfektionisten sind nicht in der Lage, das Geleistete anzuerkennen. Dies führt bei ihnen zu Versagensängsten, zu mangelndem Selbstvertrauen. Ständig quält sie der Gedanke, sie hätten nicht alles gegeben und wären nicht gut genug. Das kann im schlimmsten Fall zu Depressionen und seelischer und körperlicher Krankheit führen. Es fehlt die Einsicht, dass etwas gut gemacht worden ist. Selbst wenn ein gesetztes Ziel erreicht wurde, stellt sich das Gefühl, etwas erreicht zu haben, nicht ein. Es überwiegt der Eindruck: »Da geht bestimmt noch mehr!«

Die neurotische Perfektion erzeugt so viel Druck, dass die Kreativität, die Leistungsfähigkeit und die Möglichkeit zur Blickwinkelveränderung stark eingeschränkt werden. Genau diese Eigenschaften sind allerdings oft erforderlich, um Dinge zu optimieren und voranzutreiben. Beim neurotischen Perfektionisten wird dieser Trieb jedoch ins Krankhafte gesteigert. Er strebt nicht nach Perfektion, weil er sich an der Perfektion erfreut, ihm geht es vielmehr um seine Unantastbarkeit. Im Grunde sprechen wir hier von einem Vermeidungsverhalten. Denn wenn er perfekte Leistung abliefert, kann er nicht kritisiert werden. Sein primäres Ziel ist das Streben nach Sicherheit, die er jedoch nie erreichen wird, da es so etwas wie »perfekte Perfektion« nicht gibt.

Die Kombination aus der Fähigkeit, sich über das Erreichte wahrhaftig zu freuen und es positiv zu bewerten, und dem Wunsch, sich weiter zu verbessern, unterscheidet den normalen vom neurotischen Perfektionisten.

Aufgrund der wirtschaftlichen Situation und dem damit einhergehenden Wettbewerbs- und Leistungsdruck hat sich in den letzten Jahren das Streben nach Perfektion enorm gesteigert. Es gibt anscheinend immer mehr Menschen, die unter dem Zwang zur neurotischen Perfektion leiden und sich durch das extreme Streben nach Perfektion in die Krankheit treiben lassen. Psychosomatische Krankheiten wie etwa Depressionen und Burn-out, aber auch Krankheiten wie Magen-Darm-

Beschwerden, Kopf- und Rückenschmerzen, Herzrasen, Schwindel und chronische Erschöpfung kommen durch den Drang nach übermäßiger Perfektion und den dadurch entstehenden Druck immer häufiger vor.

»Kämen wir perfekt zur Welt, wofür wäre dann das Leben gut?«
Anke Maggauer-Kirsche (*1948), deutsche Lyrikerin, Aphoristikerin und ehemalige Betagtenbetreuerin in der Schweiz

In meiner Jugend unterlag ich genau diesem neurotischen Perfektionismus. Es war gleichgültig, welche Leistungen ich erbrachte, welche selbst auferlegten Vorgaben ich erfüllte: Ich konnte es nicht als Erfolg verbuchen. Wenn ich Fehler machte, nahm ich es persönlich. So verstärkte sich das Gefühl, dass ich nichts konnte und nichts oder nicht viel wert war. Ein Teufelskreis, denn dies führte wiederum dazu, mich noch mehr anzustrengen, um noch besser zu sein. Ich steckte in der Perfektionismusfalle fest, was bei mir letztendlich (zusammen mit anderen Gründen) zum Selbstmordversuch führte. Hierüber berichte ich in meinem Buch »Glücksmacher. Zum Glück gibt's ... Wege«, daher gehe ich hier nicht ausführlicher darauf ein. Fest steht: Ich erkannte das Verhängnis, in dem ich mich befand, nicht, ich war nicht in der Lage, überhaupt auch nur zu sehen, dass ich in der Perfektionismusfalle festsaß.

Das Streben nach Verbesserung war nicht das Problem. Mein Problem bestand vielmehr darin, dass ich Erfolge nicht als solche verzeichnen konnte und kein Glücksgefühl zuließ, wenn ich etwas erreicht hatte. Im Grunde war der Mangel an Selbstvertrauen, der Mangel an Eigenliebe die Ursache für das zu starke Streben nach Perfektion. Ich war dem Trugschluss erlegen, dass die dadurch erfahrene Anerkennung dazu führen würde, dass ich zufriedener und glücklicher würde. Ich erkannte damals noch nicht, dass dazu eine andere Art der Veränderung notwendig war.

Perfektionismus ist Glück und Makel

Perfektion hat seine Daseinsberechtigung, das steht außer Frage. In vielen Bereichen ist Perfektion sogar zwingend erforderlich. Wenn du zum Beispiel vorhast, Fallschirm zu springen, ist Perfektion lebensnotwendig, dein Leben hängt davon ab. Das Gleiche gilt, wenn du tauchst, auch da wäre es mehr als fahrlässig, wenn du deine Ausrüstung nur »gut« kontrollierst. Immer wenn dein Leben von etwas abhängt, ist eine perfekte Vorbereitung dein Lebensretter.

Ich möchte nicht den Eindruck erwecken, dass Perfektion an sich etwas Schlechtes ist, sie kann aber auch ins Negative umschlagen. In richtiger Dosierung und an den richtigen Stellen eingesetzt, ist sie sehr erstrebenswert, weil sie Leben retten und zu großen Erfolgen verhelfen kann. Würden wir die Perfektion nicht an den richtigen Stellen einsetzen, wären wir nie zum Mond geflogen, verfügten über die Mobilität einer Schnecke, müssen »Fortschritt« als Fremdwort betrachten und würden wahrscheinlich noch wie im Mittelalter leben. Es ist gut, dass es in bestimmten Bereichen Perfektionisten gibt, Menschen, die ihre Aufgaben eventuell sogar ein wenig zu ernst nehmen. Ja, sie können uns durchaus mit ihrer Penetranz nerven, uns an die Grenzen des Aushaltbaren bringen. Allerdings: Diese Menschen würden sich selbst selten als glücklich bezeichnen, oft leiden sie unter ihrem Perfektionsdrang. Trotzdem kann sich die Allgemeinheit glücklich schätzen, dass es sie gibt.

Willst du bei der Formel 1 die Chance auf den Weltmeistertitel haben, kommst du an der Perfektion nicht vorbei. Jedes Element, jedes Zahnrad muss perfekt zum anderen passen. Nur so lässt sich das Ziel, mit dem Fahrzeug das Maximum zu erreichen, verwirklichen. Jeder Mechaniker, jeder Monteur, jeder Tester und natürlich der Fahrer müssen alles geben. Es kommt auf jeden Einzelnen an! Der Fahrer fährt die gleichen Runden immer wieder, um das Verhalten seines Fahrzeugs in der Runde, beim Schalten, beim Gasgeben und Bremsen immer weiter zu optimieren. Jeder Handgriff muss bis zur letzten Perfektion sitzen. Wenn du in dieser Position kein perfektionistisches Verhalten an den Tag legst, hast du keine Chance, auch nur einen Blumentopf zu gewinnen.

Immer dann, wenn es um absolute Topleistung geht, wenn das Leben davon abhängt, Rekorde gebrochen werden sollen und es um lebenswichtige Details geht, ist Perfektion genau richtig am Platz. Aber auch hier ist es wichtig, dass es eine positive Perfektion bleibt, also eine Perfektion, die nicht um ihrer selbst willen geschieht, sondern einem Ziel dient. Wichtig ist, dass du deine Leistung anerkennst und dankbar dafür bist. Dass du das Erreichen von Zielen ganz bewusst wahrnimmst und dich nicht als Versager abstempelst, wenn du gesetzte Vorgaben einmal nicht erfüllst. Die Grenzen dabei sind fließend, es stellt eine wirkliche Herausforderung dar, erkennen zu können, ob ein Ziel nun zu 80, 90 oder 100 Prozent erreicht werden konnte.

Auf der einen Seite solltest du nach der absoluten Perfektion streben und dafür kämpfen und auf der anderen Seite Ergebnisse auch anerkennen und zufrieden sein, selbst wenn es immer noch etwas besser geht.

Gerade in Sportarten wie der Formel 1 wird das absolute, nicht mehr zu toppende Bestergebnis nie erreicht werden können. Denn es wird immer neue Technologien geben, die die Leistungsfähigkeit der Boliden weiter nach vorn treiben. Die Perfektion vom letzten Jahr ist im aktuellen Jahr längst veraltet. Dies zu akzeptieren stellt eine große Herausforderung dar. Nur wenn du akzeptieren kannst, dass das, was du in deinem Verantwortungsbereich, beruflich und privat, im letzten Jahr mit der allergrößten Anstrengung und enormer Einsatzbereitschaft geschafft hast, in diesem Jahr schon nichts mehr zu bedeuten hat, ist es möglich, Glücksgefühle zu entwickeln. Ansonsten wirst du immer einem unerreichbaren Ziel nachjagen.

Du siehst: Die Frage ist weniger, ob Perfektionismus Glück oder Makel ist. Denn Perfektionismus ist Glück *und* Makel. An den richtigen Stellen eingesetzt und richtig angewendet ist Perfektionismus Glück und etwas Positives. An den falschen Stellen eingesetzt oder krankhaft angewendet ist Perfektionismus Makel und Verhinderer. Die Kunst liegt darin zu erkennen, wann Perfektion angebracht ist und wann sie eher zum Hindernis wird. Allerdings: Genau diese Einschätzung fällt perfektionistisch veranlagten Menschen sehr schwer. Ihr Streben nach dem Perfekten verstellt ihnen den Blick darauf, wann der Perfektionismus zum Stolperstein wird. Es wäre zu schön, wenn wir einen Schalter hätten, mit dem wir unser Verhalten den Erfordernissen einer Situation angemessen anpassen könnten: Perfektion ein, Perfektion aus. Doch so einfach ist es leider nicht.

In der Echokammer des Perfektionismus

Du kennst bereits den Unterschied zwischen natürlichem und neurotischem Perfektionismus. Wenn Perfektionismus neurotisch wird, ist er zweifellos Makel. Denn dann verhindert er, dass ein Mensch ein glückliches Leben führen kann, weil sich nie ein Gefühl der Zufriedenheit einstellen kann. Zu sehr ist er damit beschäftigt, an sich zu zweifeln und nach noch mehr Perfektion zu streben. Krampfhaft und verbissen will er es sich selbst und auch allen anderen recht machen, um noch mehr Anerkennung zu erhalten.

! Neurotischer Perfektionismus macht Menschen zu Gefangenen in der Echokammer ihres Perfektionismus. Ihre Weltsicht verengt sich, weil sie nur noch mit der Überlegung beschäftigt sind, wie sie etwas noch besser machen können.

Im Grunde ist der Perfektionist sicher ein liebenswerter Mensch, er glaubt nur nicht an sich selbst. Er hat den Eindruck, nicht liebenswert zu sein, und das führt zu einem Dilemma. Er ist so fest davon überzeugt, dass er sich die Anerkennung und Liebe von anderen erst verdienen muss, dass er nicht bemerkt, wenn er diese Anerkennung und Lieben schon längst erfährt. In der Echokammer seines Perfektionismus stellt er sich vor, dass jene Anerkennung und Liebe allein mit seiner Leistungsfähigkeit in einem Zusammenhang steht. »Je perfekter ich bin, desto größer fällt die Zuneigung aus, die die Menschen mir entgegenbringen!«, so seine unumstößliche Überzeugung. Er fühlt sich nicht wirklich zugehörig und hat den Drang, das Gefühl der Ausgrenzung mit noch stärkerer Leistung bekämpfen zu müssen. Er befindet sich in einem Hamsterrad, aus dem er nicht entfliehen kann.

Die Tragik des Perfektionisten

Einer der berühmtesten Perfektionisten war wohl Steve Jobs (Flurry 2017). Er bezeichnete sich selbst mit großem Stolz als Perfektionisten. Sein Erfolg gründete auf seinen Visionen, die er mit aller Macht und zuweilen ohne Rücksicht auf Verluste umsetzen wollte. Seine Visionen waren so lebendig und stark, dass sie alles andere überstrahlten. Als 2001 das iPod der Weltöffentlichkeit präsentiert wurde, hatte es noch sechs Wochen zuvor einen Bildschirm, der aus Plastik bestand. Kurzfristig kam Jobs zu der Überzeugung, dass Plastik zu leicht zu zerkratzen wäre und es daher besser sei, den Bildschirm aus Glas zu fertigen. Du kannst dir vorstellen, welche Schockwelle dies im Unternehmen zur Folge hatte und welcher immense Druck dadurch auf die zuständigen Abteilungen ausgeübt wurde. Jobs waren die Konsequenzen und die Kosten gleichgültig, es ging ihm um seine Vision und sein Streben nach Perfektion. In diesem Fall war das Streben nach Perfektion ein positiver Antreiber, etwas Einzigartiges zu erschaffen.

Steve Jobs hat mit seinem Perfektionismus ein Imperium aufgebaut und die Welt verändert. Ich bin der festen Überzeugung, er hat die Welt ein Stückchen besser und einfacher gemacht. Aber dafür musste er auch einen Preis bezahlen. Menschlich war er umstritten. Wie er sein Umfeld, seine Mitarbeiter, sein Team behandelte, war sicher nicht vorbildlich. Vermutlich sind viele Fragen zu dem Sinn des Lebens, auf die er wahrscheinlich Antworten gesucht hat, unbeantwortet geblieben. War er wirklich glücklich? Ich glaube nicht. Sein Streben nach immer mehr Perfektion ließ ihn wohl nie zur Ruhe kommen. So geht es vielen Perfektionisten. Sie finden innerlich keine Ruhe, sie finden nicht zu sich selbst, weil sie nie mit sich selbst und mit anderen Menschen zufrieden sind. Darin liegt aus meiner Sicht die Tragik vieler Perfektionisten.

Auf der einen Seite sind solche Perfektionisten Menschen, ohne deren penetrante Zielstrebigkeit viele Entwicklungen und Fortschritte nicht möglich gewesen wären. Wenn wir uns jedoch berühmte Perfektionisten ansehen, fällt mir niemand ein, der von sich sagen kann bzw. konnte, dass er ein erfülltes Leben gehabt hätte und glücklich gewesen wäre. Ist das aber nicht das, was wir am Ende unseres Lebens von uns sagen sollten? Und sagen möchten? Diese Frage muss letztendlich jeder für sich selbst beantworten. Am Ende musst du für dich entscheiden, ob dir dein Perfektionismus so viel wert ist, dass du bereit bist, dafür auf ein Stück gelebtes Leben zu verzichten. Ich befürchte: Alles Geld, aller Ruhm, aller Einfluss, über das oder den Steve Jobs verfügen konnte, haben ihm letztendlich nicht zu einem erfüllten Leben verhelfen können.

»Dieser Typ ist einfach eine Maschine«

Auch der Fußballer Cristiano Ronaldo darf als Perfektionist bezeichnet werden. Auf der Fußballseite www.goal.com (Goal) verrät der ehemalige Fußballer Patrice Evra, wie es ihm erging, als er von Cristiano Ronaldo während der gemeinsamen Zeit bei Manchester United nach einem anstrengenden Training zum Essen eingeladen wurde. Er war wirklich erschöpft, aber auf dem Tisch standen nur Salat und Hähnchenbrustfilet. Zu trinken gab es nur Wasser, keinen Saft. Innerlich hatte sich Evra schon auf ein saftiges Stück Fleisch gefreut. Fehlanzeige. Aber wenn es nur das gewesen wäre: Kaum hatte Ronaldo zu Ende gegessen, trieb er Evra wieder zum Training an. Evra scherzte noch: »Kann ich wenigstens zu Ende essen?«, aber der Fußballkollege war wohl vor allem heiß darauf, sich durch eine weitere Trainingseinheit zu verbessern. Wer nun denkt, das war's, der irrt sich. Natürlich wollte Ronaldo nach dem kleinen Zusatztraining noch zum Schwimmen in den Pool. »Dieser Typ ist einfach eine Maschine und kann nicht damit aufhören, zu trainieren«, so Evra.

Für Ronaldo gab und gibt es keine Pause und keinen Stillstand, er arbeitet wohl jede Minute daran, sich weiter zu perfektionieren. Sein Erfolg resultiert aus extrem harter Arbeit. Um kontinuierlich Höchstleistungen abrufen zu können, sind der unermüdliche Einsatz und das Streben nach Perfektion erforderlich. Die Frage ist, ob wir bereit sind, dafür den entsprechenden Preis zu bezahlen. Cristiano Ronaldo scheint bereit dazu zu sein.

Nimm dir Zeit zum Nachdenken

Für Perfektionisten gibt es nur den Blick auf die Vision, das treibt sie zu Spitzenleistungen an, und nicht selten feiern sie so großartige Erfolge. In der Regel werden sie durch diese Erfolge darin bestätigt, dass sie auf dem richtigen Weg sind, dass sie das Richtige tun. In Bezug auf die eigene Vision mag dies auch zu stimmen. Allerdings bleiben dabei das Zwischenmenschliche und das eigene Glück auf der Strecke. Darunter leiden oft die Gesundheit und die Lebensenergie.

Wenn du zu den Menschen gehörst, die diesen Preis zahlen wollen und denen es rein um die Vision geht, dann ist das deine freie Entscheidung. Du solltest dir darüber nur bewusst sein.

Wie ist deine Einstellung dazu?

Die Fesseln des Perfektionismus

Das übermäßige Streben nach Perfektion macht es uns nicht gerade leicht. Es stellt enorme Ansprüche an uns. Diese führen schnell zu einer chronischen Unzufriedenheit und inneren Unruhe, durch die es uns nicht gelingt, ein Zufriedenheitsgefühl zu erreichen. Wir haben den Eindruck, den absolut perfekten Zustand niemals erreichen zu können. Ganz gleich, wie sehr wir uns anstrengen, es bleibt immer das Gefühl, es noch nicht gut genug gemacht zu haben. Dieser innere Druck und diese innere Unzufriedenheit verhindern, dass wir kreativ und leistungsfähig sein können. Wir fallen in ein schwarzes Loch, im schlimmsten Fall macht uns das depressiv und krank.

Die Nicht-Reise nach Südafrika

Ein guter Freund erzählte mir, dass er gern mal nach Südafrika reisen würde, nach Kapstadt, den Tafelberg besteigen, Wale sehen, eine Straußenfarm besichtigen. Zudem würde er gern in einer Loge mitten in der freien Wildnis übernachten, nachts das Schreien der Tiere hören. Morgens würde er dann auf eine Safari gehen. Beim Sonnenaufgang Löwen, Elefanten, Giraffen und Nashörner beobachten. Große Herden von Gazellen, die an Wasserlöchern stehen und sich gegenseitig bestaunen. Er stellte sich vor, wie er mit dem Jeep in nahezu unberührter Natur an Stämmen von Einheimischen vorbeifahren würde, während sie nahezu unbekleidet und nur mit einem Speer bewaffnet im Steppengras sitzen würden. Wie er von ihnen in ihr Lager eingeladen würde. Alle tanzten in der Dämmerung ihre Folkloretänze und sängen dazu ihre Musik.

Auf meine Frage, warum er sich seinen Traum nicht erfülle, meinte er, dass er dort wahrscheinlich nur einmal in seinem Leben hinkomme, und darum wünsche er sich, dass die Reise perfekt ablaufe. Es müsse ja alles passen. Dies ist jetzt zehn Jahre her. Leute, zehn Jahre. Entschuldigung, er erzählte mir seinen Traum so bildhaft, so klar – und dann passiert zehn Jahre lang nichts. Ich fürchte, er wird auch in den nächsten zehn Jahren nicht nach Südafrika reisen. Denn die perfekte Planung, von der er gesprochen hat – er wird sie nie realisieren können. Die erwünschte Perfektion wird auch in den nächsten zehn Jahren nicht gelingen.

Am Geld, an der Zeit und an den Möglichkeiten, eine größere Reise zu unternehmen, hat es bei jenem Freund nicht gelegen. Geld hat er genug, die Zeit findet man schon, wenn man etwas wirklich will, auf jeden Fall bei einem Zeitfenster von zehn Jahren. Er ist einfach zu sehr damit beschäftigt, darüber nachzudenken, wie er seinen Plan noch perfekter ausgestalten kann. Seine Perfektionsversessenheit hindert ihn daran, diese tolle Zeit einfach zu erleben und zu genießen, seinen Traum umzusetzen und dabei ein Glücksgefühl zu spüren. Ich befürchte, die Reise wird nicht das Einzige sein, was er auf die lange Bank schiebt, weil es ihm noch nicht perfekt genug ausgearbeitet ist.

Kommt dir das irgendwie bekannt vor? Vielleicht von dir selbst oder von Menschen aus deinem Umfeld? Immer auf den perfekten Moment zu warten, immer zu warten, bis alles perfekt geplant ist, kann schnell dazu führen, dass du es nie erleben wirst, deine Pläne zu verwirklichen und sich der Verwirklichung deiner Träume auch nur ein wenig anzunähern. Das ist auch eine Form von Prokrastination, von »Verschieberitis«.

Weißt du, was alles passieren kann? Weißt du, was in den nächsten zehn Jahren alles auf dich zukommt? Gute Planung, gute Vorbereitung, gute Organisation – in Ordnung, nur: Lass dich nicht durch unnötiges Perfektionsstreben von Möglichkeiten und Chancen abhalten. Der perfekte Moment, die perfekte Planung – beides gibt es nicht. In Wahrheit verbirgt sich dahinter nur eine Ausrede für die eigene Entscheidungsfaulheit und fehlende Entscheidungskraft.

> **»Dem Gewissenhaften ist das Amt mehr Bürde als Würde.«**
> Aus dem Talmud

Noch einmal zurück zu meinem Freund: Wie er die Reise, wenn er sie doch irgendwann einmal angetreten hat, empfinden wird, entscheidet sich allein in seinem Kopf und durch die Art und Weise seiner Wahrnehmung und Beurteilung. Dabei spielt es keine Rolle, wie gut oder schlecht er sie vorbereitet hat. Ob er begeistert ist oder nicht, entscheidet sich nicht dadurch, ob er alles perfekt und bis ins kleinste Detail durchdacht und geplant hat. Es wird dadurch entschieden, welche Gefühle er auf dem Trip zulässt. Wenn er sich während der Reise nur darauf konzentriert, dass auch wirklich alles perfekt ist, wird sein Blick immer wieder auf das Nicht-Perfekte fallen. Er wird in der Echokammer des Perfektionismus gefangen bleiben und darum viel zu sehr damit beschäftigt sein, sich mit unwichtigen Dingen zu beschäftigen, und darüber vergessen, die schönen Momente zu genießen. Ihm werden tausend Situationen auffallen, die er nicht geplant hat. Wie ein Magnet wird er nur die negativen Momente und Situationen erkennen. Er wird die perfekte Vorstellung aus seinen Gedanken nie so umsetzen können, wie er es sich vorgestellt hat. Weil das Leben anders ist, weil das Leben die Perfektion nicht zulässt. Wir wachsen an Hürden und Hindernissen, wir erfahren echte Emotionen nur dann, wenn eben nicht alles perfekt ist, sondern auch unvorhergesehene und unvorhersehbare Dinge geschehen. Ja, in den Momenten würden wir uns wünschen, dass es anders wäre, wir wollen diese ungeplanten Situationen nicht. Es wäre uns lieber, wenn alles ganz glatt und geschmeidig laufen würde.

Im Nachhinein sind es jedoch meist genau die unplanbaren Situationen, die das Salz in der Suppe ausmachen und uns zu wirklichen Glücksgefühlen verhelfen.

Die Verspätung des Flugzeugs bei der Abreise wird er in seiner perfekten Planung nicht berücksichtigt haben. Die Moskitos, die abends am Lagerfeuer auf ihn warten, wird er in seiner Vorstellung nicht eingeplant haben. Dass der Strauß heftig nach ihm pickt, wird er nicht vorausgesehen haben, auch nicht die plötzliche Begegnung mit einem Löwen und den Zusammenstoß mit einem Einheimischen, den er aufgeschreckt hat. Die Panne des Jeeps auf dem Weg ins Camp kann er nicht erahnen. Jedes dieser Geschehnisse wird ihm wie ein Dolchstoß ins Herz vorkommen. Nur weil er zu sehr nach der Perfektion strebt, anstatt den Moment zu genießen und die unvorhergesehenen Situationen als willkommene Abwechslung hinzunehmen. Denn unverhoffte Ereignisse, Moskitos, Begegnungen mit Tieren, Pannen – alles das macht doch das aus, was diese Reise vom gemütlichen Sitzen auf der Couch im heimischen Wohnzimmer unterscheidet und sie zum unvergesslichen Abenteuer werden lässt.

Es passiert alles in seinem Kopf. Er ist derjenige, der seine Reise zum Erlebnis oder zum Desaster werden lässt. Perfektion blockiert unsere positive Empfindungskraft. Er kann die Reise noch so gut organisiert und alle Eventualitäten berücksichtigt haben: Es werden Situationen auftreten, die seine perfekte Planung zu Makulatur werden lassen. Es müssen keine großen Geschehnisse sein, es reichen Kleinigkeiten, die ihn aus dem Gleichgewicht bringen. Und schon sind sie da – die Unzufriedenheit, der Frust, die Selbstzweifel: »Warum habe ich das nicht berücksichtigt, wie konnte ich das nur übersehen, wieso bin ich nicht vorher darauf gekommen?« Die Fesseln des Perfektionismus ziehen sich immer fester und enger um ihn zusammen.

Eine gute Vorbereitung, eine durchdachte Planung und eine realistische Einschätzung möglicher Probleme und Risiken sind nicht gleichbedeutend mit Perfektionismus; diese Dinge sind bei einer solchen Reise mehr als angebracht. Sich Gedanken zu machen, welche Impfungen notwendig sind, welche Orte besucht werden sollten, was man gern erleben will, sich ein möglichst klares Bild von den Erlebnissen zu machen, die man sich erhofft – all dies ist mehr als sinnvoll. Mithilfe der Planung und Organisation der Reise eine beglückende Vorfreude zu durchleben, ist durchaus erstrebenswert. Wir wissen aus der positiven Glücksforschung, dass allein schon durch die Gedanken an unerwartet schöne Momente das so wichtige Glückshormon Dopamin ausgeschüttet wird. Dies sorgt für ein kurzes, aber explosionsartiges Glücksgefühl. Wir erfahren also schon durch die Gedanken an die schönen Situationen wahrhaftiges Glück. Auf diese Weise macht uns die Reise gleich mehrfach glücklich. Dies funktioniert jedoch nur dann, wenn wir den Blick vor allem auf die schönen Aussichten und Möglichkeiten richten und es vermeiden, dass durch übermäßiges Perfektionsstreben nur die negativen Aspekte Einzug in unsere Gedanken halten.

Perfekte Lösungen ohne Perfektion

Als ich vor einigen Jahren im Bereich Softwarevertrieb tätig war, wurde in einer Firma eine Schnittstelle zu einer Internetplattform benötigt. Der Kunde hatte auf der Plattform Daten erfasst, und diese Daten sollten automatisiert in unsere Software übernommen werden, damit diese nicht doppelt erfasst werden müssen. Eine solche Schnittstelle existierte bisher nicht, jede Eingabe musste mühselig in der Verwaltung erneut eingegeben werden. Auch Wettbewerber hatten diese Funktion nicht im Angebot. Aus dem Vertrieb habe ich diese Anforderung an die Entwicklung weitergegeben und um Einschätzung einer Umsetzung gebeten. Die Entwicklungsabteilung kam zu dem Ergebnis, dass es zwei Möglichkeiten zur Lösung gab. Die erste Lösung stellte eine recht einfache dar, die überdies schnell und kostengünstig umgesetzt werden konnte, ein einfaches Bildschirmauslesen. Sie wies allerdings den Nachteil auf, dass die Datenqualität nicht perfekt war. Es konnten nur nahezu alle Daten übertragen werden, jedoch eben nicht alle. Der Kunde musste Kleinigkeiten nacharbeiten.

Die zweite Lösung war um ein Vielfaches aufwendiger. Es handelte sich um eine offizielle Schnittstelle, die durch den Anbieter der Internetplattform zur Verfügung gestellt wurde. Mit dieser konnten die Daten als Datei an uns übermittelt werden. Diese Lösung war in der Umsetzung deutlich schwieriger, denn es waren umfangreiche Abstimmungen und Gespräche erforderlich. Dieser Weg hatte den Vorteil, dass die Datenqualität hervorragend war. Der Anwender musste fast nichts mehr ändern oder korrigieren, sodass dies für den Kunden die bequemere Variante darstellte.

Ich fasse zusammen: Die erste Variante wäre sehr schnell umsetzbar gewesen. Die zweite benötigte ein Vielfaches an Zeit. Die Entwicklungsabteilung war der Meinung, dass man es »richtig« machen müsse. Der Kunde entschied sich somit für die zweite Variante, für die perfektere. Die Entwicklung der Schnittstelle wurde fest eingeplant. Aufgrund des Aufwandes wurde die Entwicklung allerdings immer wieder verschoben, andere Dinge wurden vorgezogen. Das führte dazu, dass die Übernahme nach fast zwei Jahren immer noch nicht möglich war. Darum konnten nicht genügend neue Kunden gewonnen werden. Bestehende Kunden waren unzufrieden und sprangen ab.

Hätte sich der Kunde für den einfacheren Weg entschieden, wäre zwar die Qualität der Datenlieferung nicht so perfekt gewesen, das Unternehmen hätte aber neue Kunden gewinnen und die bestehenden zufriedenstellen können. Für den Kunden wäre es ein großer Fortschritt gewesen, zumindest den größten Teil der Daten übernehmen zu können. Die komfortablere – und quasi perfekte – Variante hätte der Kunde immer noch zu einem späteren Zeitpunkt erstellen können. Der Mehraufwand wäre überschaubar und angesichts des zu erwartenden Mehrwerts akzeptabel gewesen. Eine Win-win-Situation wäre entstanden, wenn man bereit gewesen wäre, sich der perfekt(er)en Lösung Schritt für Schritt anzunähern.

Perfektion besteht nicht immer in der perfekten Lösung. Zuweilen ist der nicht ganz so perfekte Weg der bessere.

Nimm dir Zeit zum Nachdenken

Die große Herausforderung im Umgang mit der Perfektion ist, herauszufinden, wo die Grenze zwischen einem zu perfektionistischen Vorgehen und einem Vorgehen verläuft, bei dem es darum geht, die Dinge ordentlich und vernünftig voranzubringen. Es handelt sich oft um eine Gratwanderung, die jedoch den Unterschied ausmacht, der darüber entscheidet, ob wir erfolgreich sind oder nicht.

Wo verläuft bei deinem nächsten wichtigen Projekt diese Grenze?

Das Pareto-Prinzip und die Perfektion

Über die sogenannte 80-20-Regel ist mittlerweile so viel geschrieben worden, dass ich es mir erspare, die Hintergründe im Detail zu erläutern. Auch ich habe bereits in anderen Büchern ausführlich darüber geschrieben. Wem das Prinzip und die Entstehungsgeschichte noch nicht genau bekannt sind, der findet die entsprechenden Erläuterungen unter https://de.wikipedia.org/wiki/Paretoprinzip. Für diejenigen, die das Prinzip überhaupt noch nicht kennen, erläutere ich kurz, was damit gemeint ist. Bei dem Prinzip geht es, vereinfacht ausgedrückt, darum, dass man mit 20 Prozent des Aufwands 80 Prozent der Leistung schafft. Für die restlichen 20 Prozent benötigt man 80 Prozent der Zeit.

Wir haben also nach 20 Prozent der Zeit bereits 80 Prozent unserer Leistung erbracht. Das Prinzip verdeutlicht anschaulich, dass wir den größten Teil unserer Zeit dafür einsetzen, um an Feinheiten zu feilen, obwohl die Arbeit doch schon mit 20 Prozent des Aufwands fast erledigt ist. Darum frage ich mich:

Wie oft eigentlich ist das 80-Prozent-Feintuning für die Erbringung der Leistung und die ordentliche Erledigung einer Aufgabe wirklich erforderlich?

Ist es immer notwendig, zu feilen, zu optimieren, zu verbessern – nur um eine weitere Steigerung von 20 Prozent zu erreichen, für die aber ein immenser Aufwand betrieben werden muss? Ist es an dieser Stelle nicht angebracht – ja, zuweilen sogar intelligenter –, den Mut zur Lücke aufzubringen? Aber stopp: Eine 20-Prozent-Lücke? Ist das nicht doch etwas viel?

Dass Perfektionismus Leistungsstärke verhindern kann, ist bereits deutlich geworden. Allerdings bin ich auch der Auffassung, dass gute Qualität und ordentliches Arbeiten Voraussetzungen für Glückserfüllung und Leistungsstärke sind. Die 80 Prozent, die wir für die Feinarbeit benötigen, sind daher nicht zu vernachlässigen, sie sind wichtiger Bestandteil unserer Aufgabe. Es ist erforderlich, unsere Aufgaben sorgfältig auszuführen und die Kraft aufzubringen, ein Vorhaben mit guter Qualität zu Ende zu führen. Zur Steigerung des Selbstbewusstseins benötigen wir eine ordentliche Leistung, ein gewisses Maß an Anstrengung und Einsetzungskraft. Wir brauchen das Gefühl, dass wir etwas vollbracht haben, etwas, das zur Anerkennung führt und uns selbst innerlich erfüllt. Auf der anderen Seite ist es sehr wichtig, dass wir uns vor Augen halten, dass das Feintuning den größten Teil unserer Zeit in Anspruch nimmt. Darum ist es zielführend, zu prüfen, ob jenes Feintuning tatsächlich notwendig ist. Oder ob dies nur dazu führt, dass wir uns in Details verstricken, ohne dadurch einen lohnenden Mehrwert zu erreichen.

Wenn wir bereits für die letzten 20 Prozent ungefähr 80 Prozent unserer verfügbaren Zeit einsetzen, wird klar, wie viel Zeit wir für die letzten 5 Prozent benötigen. Da stellt sich die Frage, ob die letzten 5 Prozent Feintuning nicht in über 95 Prozent der Fälle vernachlässigbar sind und wie viel Optimierungspotenzial wir dadurch tatsächlich gewinnen würden.

Oh je, so viele Zahlen, kannst du noch folgen? Sorry, es war mir jedoch wichtig, dir noch einmal deutlich zu machen, wie viel Zeit wir meist für die Umsetzung der letzten 5 Prozent unserer Aufgabe verwenden und wie viel Freiraum wir uns schaffen könnten, wenn wir hier mit guter, allerdings nicht mit übertriebener Leistung zu einem Ende kommen. Leider scheint es dazu keine verdeutlichende Studie zu geben, die den von mir beschriebenen und vermuteten Zusammenhang nachweisen könnte, ich befürchte, sie würde uns wohl vor allem erschrecken.

Oft reichen auch 95 Prozent für eine sehr gute Leistung

Als ich mit 17 Jahren meine erste Ausbildung als Tischler gemacht habe, wurde am Ende der Ausbildung ein Gesellenstück erstellt. Dies bedeutet, dass der Auszubildende ein (in der Regel) Möbelstück komplett selbstständig entwirft, plant, zeichnet, zuschneidet, baut und lackiert. Das Möbel wird also von ihm vom ersten Gedanken bis zur Fertigstellung selbstständig produziert.

Ich habe mich damals für ein sehr modernes Möbelstück entschieden. Ich wollte etwas ganz Besonderes entwerfen und mich dabei durchaus von der klassischen Norm entfernen, also etwas Außergewöhnliches schaffen, auch was die Farbgebung betraf. Diese Norm nannten wir damals P43, das war der typische nussig-braune Eichen-Farbton, der für rustikale Möbelstücke verwendet und von der Mehrheit der Tischler benutzt wurde. Mein Möbelstück aber sollte eine innovativere Farbgebung erhalten. Ich entwarf also ein sehr modernes Telefonschränkchen. Zur kurzen Erklärung für die Jüngeren unter euch: Zu dieser Zeit gab es noch Telefone im Haus, diese waren kabelgebunden, es ging also ein Kabel aus der Wand bis ans Telefon. In der Regel gab es dazu Utensilien, wie zum Beispiel ein Telefonbuch, dieses hatte DIN-A4-Größe und war ungefähr 4 cm dick. Man brauchte es, wenn man eine Telefonnummer suchte. Das Internet gab es ja noch nicht. Was aber hat das mit dem Telefonschränkchen zu tun? Nun, die Menschen wollten und mussten das Telefon und die Utensilien wie Stift und Papier unterbringen, genau dafür gab es Telefonschränkchen.

Mein Schrank war asymmetrisch aufgebaut und mit einer dreieckigen Tür versehen. So etwas war damals noch nicht verbreitet. Hinzu kam meine außergewöhnliche Farbwahl – eben nicht P43. Also: Grundfarbe Schwarz, Türe und Schublade in Rot. Das war schon ein richtiger Eyecatcher. Ich gebe zu, ich war ziemlich stolz auf meine Idee und meinen Entwurf, und das Ganze war mir dann in der Produktion auch ganz ansehnlich gelungen. Nur an einer Stelle gab es ein Problem: Ich hatte den Lack etwas zu früh aufgetragen, der Leim war daher nicht überall genügend ausgehärtet. Dies führte dazu, dass sich das Furnier leicht löste. Es war nicht sehr problematisch, ich konnte es so gut flicken, dass es kaum sichtbar war. Nur mein Meister, der erkannte es natürlich sofort. Er war sich sicher, dass es auch den Prüfern auffallen würde. Mein Meister empfahl mir daher, das Gesellenstück noch einmal neu zu machen. Stelle dir vor, wie es mir in dem Moment ging. Ich war am Boden zerstört. Der Aufwand war immens, und das alles nur für die kleine Stelle. In dem Bewusstsein, durchaus eine schlechtere Note zu riskieren, entschloss ich mich (gegen den Willen meines Meisters), es nicht neu zu machen. Mit Ausnahme der einen Stelle war tatsächlich alles super gelungen, und ich stellte mich den Prüfern. Wie befürchtet bekam ich keine 1 als Note, sondern eine 2+, aber zusätzlich einen Belobigungspreis, und zwar wegen des außergewöhnlichen Designs. Ich war stolz wie Oskar. Eine 2 war für mich eine fantastische Note. Okay, ich hätte eine 1 erzielen können, jedoch zu welchem Preis, zu welchem Einsatz und zu welchem Nutzen! Was hätte es mir gebracht? Ich war jedenfalls so richtig stolz auf mich. Mein außergewöhnlich designtes Telefonschränkchen wurde noch ein paar Wochen in der Kreissparkasse ausgestellt, trotz des kleinen Fehlers. Den außer meinem Meister und den Prüfern niemand bemerkte. In meinem ganzen Leben hat mich danach auch nie jemand nach der Note in der Abschlussarbeit gefragt.

Wenn ich mich dazu entschlossen hätte, das Gesellenstück komplett neu zu machen, dann hätte ich voraussichtlich die Note 1 bekommen. Nur: Welcher Aufwand wäre damit verbunden gewesen? Ich habe ja trotzdem eine sehr gute und professionelle Arbeit abgegeben. Der Aufwand, den kleinen Fehler zu beheben, wäre viel zu hoch gewesen. Ich hatte sowieso schon Wochen an dem Möbelstück gearbeitet. Welchen Gegenwert hätte ich dafür erhalten? Lediglich eine Note, für die sich später niemand mehr interessierte. Mir ist wichtig, dass du dir bei jeder Aufgabe deutlich machst, ob es der letzten 5 Prozent Aufwand, die dann zur Perfektion führen, wirklich bedarf, oder ob du nicht genauso erfolgreich und glücklich durchs Leben gehst, wenn du dich nicht ständig ins letzte Detail verstrickst und den Mut zur Lücke aufbringst.

Es geht dabei um die Abwägung von Aufwand und Nutzen und die Frage nach dem tatsächlichen Mehrwert. Und zwar im Zusammenhang mit der Aufgabe, die du bewältigen willst. Denn: Wäre es um etwas ganz

Wichtiges gegangen, einen Rekord, der unsterblich macht, oder einen Top-Job, den ich nur mit der Note 1 bekommen hätte, dann hätte ich die Ausgangslage wohl anders beurteilt. Wie wichtig sind also diese letzten Prozent, und welche Auswirkung hat es, wenn wir nicht bereit sind, die dafür notwendige Leistung zu erbringen? Natürlich ist dies eine Sache der subjektiven Einschätzung. Andere Gesellen hätten die Mühsal auf sich genommen und den notwendigen Aufwand investiert. Die Frage ist, welcher Aufwand für eine überdurchschnittliche Leistung erforderlich und notwendig ist und wo die neurotische Perfektion anfängt. Um dies zu erkennen, hilft uns zuweilen der gesunde Menschenverstand weiter, kombiniert mit der Frage nach dem Nutzen, der durch den hohen Aufwand entsteht.

Die Frage, die wir uns immer stellen müssen, ist, ob sich der Aufwand lohnt, der notwendig ist, um die letzten 5 Prozent doch noch zu erreichen. Welchen Nutzen ziehen wir daraus? Oder ist es besser, den Mut zur Lücke zu zeigen und sich mit 95 Prozent zufriedenzugeben?

Sind Sie ein Leistungs- und Glücksverhinderer?

Als ich einem guten Freund erzählte, dass ich ein neues Buch schreibe, fragte er mich natürlich gleich neugierig, worum es darin gehe. Ich sagte ihm, dass ich über Perfektionismus schreibe, etwa darüber, ob es vielleicht sinnvoll sein könnte, in manchen Situationen seinen Perfektionsdrang zu überdenken oder anzupassen. Darauf meinte er, dass dann Menschen wie er in dem Buch nicht besonders gut wegkämen. Dies ist aber ganz und gar nicht so. Denn mir geht es nicht darum auszudrücken, dass es nur Schwarz oder Weiß gibt, und den Perfektionisten in die schlechte Ecke zu stellen und den, der fünf auch mal gerade sein lässt, in die gute. Mir geht es vielmehr darum, dass beide, der Perfektionist und der Nicht-Perfektionist, ins Nachdenken geraten. Ich möchte dazu anzuregen, den Blickwinkel zu verändern und die Perspektive zu wechseln. Vielleicht können beide voneinander lernen. Es ist zielführend, wenn wir manchmal unser eigenes Verhalten beobachten und überdenken. Dies gilt für beide Seiten. Zum einen für die Menschen, die viel zu oberflächlich durchs Leben gehen, alles viel zu schnell, chaotisch und unordentlich machen und denen ein wenig mehr Perfektionsdrang zuweilen guttäte. Und zum anderen für diejenigen, die vor lauter neurotischem Perfektionismus die Welt nicht mehr erkennen und stets und überall nach Verbesserungsmöglichkeiten suchen, um auch noch die letzten Prozentchen aus etwas herauszuquetschen. Aus meiner Sicht handelt es sich bei beiden extremen Typen um Leistungs- und Glücksverhinderer.

Ja, der oben erwähnte Freund ist tatsächlich perfektionistisch veranlagt. Ja, er pflegt manchmal neurotisch perfektionistische Ansätze. Ja, er verstrickt sich oft in Details. Ja, er überprüft Dinge häufig viel zu oft. Ja, er braucht dadurch oftmals viel länger, als er brauchen müsste. Ja, er ist manchmal sehr penetrant. Nur: Ist dieses Verhalten grundsätzlich schlecht? Ist es immer und in jeder Situation falsch? Nein, ganz im Gegenteil, es gibt Situationen, da brauchen wir genau diese Penetranz.

! Es geht nicht darum, den Perfektionismus in den Himmel zu heben, aber auch nicht darum, ihn zu verteufeln. Es geht um die richtige Entscheidung in der richtigen Situation.

Wenn ich die Welt neu erobern wollte, wenn ich ein neues Produkt schnell neu einführen müsste, dann würde ich nicht gerade meinen Freund von oben um Hilfe bitten. Bis er gestartet wäre, wäre der Markt wahrscheinlich schon von der Konkurrenz besetzt. Bis er alle Möglichkeiten abgewogen und alle Gefahren ausgeschlossen hätte, wäre der Zug längst abgefahren. Im Vergleich zu ihm bin ich in vielen Situationen genau das Gegenteil: Allzu oft agiere ich zu schnell, zu ungenau und zu oberflächlich. In einigen Situationen wäre es von Vorteil, wenn ich detailgenauer vorgehen würde, mehr Augenmerk auf die Feinheiten legen würde. Ich bin eher ein Anpacker, ein Macher, ein Sprinter. Sicherlich wäre ich bei der Einführung eines neuen Produkts immer dann der Richtige, wenn etwas schnell und zuverlässig umgesetzt werden müsste. Wenn es aber darum geht, die Strukturen, die Pläne ordentlich und sauber bis ins Detail auszuarbeiten, wenn es also um Präzision und Details geht, dann wäre er der Richtige und ich eher fehl am Platz. Entscheidend jedoch ist: Beide Verhaltensweisen und Eigenschaftsausprägungen haben ihre Daseinsberechtigung. Im Grunde brauchen wir uns sogar gegenseitig. Er braucht jemanden, der antreibt und voranschreitet, der schnell ins Handeln kommt. Und ich brauche jemanden, der hinter mir aufräumt und die Detailarbeit übernimmt. Wir würden uns also hervorragend ergänzen.

Neurotische Perfektionisten sind oft nicht in der Lage, sich über Ergebnisse zu freuen, sie glauben immer, dass es noch besser geht, dass die eigene Leistung nicht ausreicht. Sie erkennen ihre eigene Arbeit nicht an. Sie empfinden keine positiven Emotionen, wenn ein Etappenziel erreicht wurde. Sie schaffen es einfach nicht, ein gutes Ergebnis zu akzeptieren. Dies gilt für sie selbst, aber auch für andere. Im Beispiel meines Freundes ist es nicht so: Er erkennt seine Leistung an, er freut sich über das Erreichte und kann sich über positive Ergebnisse freuen. Und er findet die Grenze, wann es dann mit der Genauigkeit auch mal genug ist (zumindest meistens).

Nimm dir Zeit zum Nachdenken

Es bleibt wiederum die Frage zu beantworten, wo der gesunde und konstruktive Perfektionismus anfängt – und wo der neurotische Perfektionismus. Was fällt noch in den Bereich des wichtigen Strebens nach Qualität und was zählt schon zum destruktiven, weil blockierenden Verstricken ins Detail? Wiederum gilt: Der Unterschied ist fließend, es gibt keine klare Grenze. Beschäftige dich darum bitte mit den folgenden Fragen:

- Stellt sich bei dir nach dem Erreichen eines Ziels ein Zufriedenheitsgefühl ein?
- Empfindest du ein Gefühl von Stolz, wenn du etwas erreicht hast?
- Bist du jemand, der immer alles selbst machen möchte, weil es niemanden gibt, der es dir gut genug macht?

- Verstrickst du dich häufig so sehr ins Detail, dass du den Blick für das große Ganze verlierst?
- Kannst du Situationen, bei denen es um notwendige Genauigkeit geht, von denen unterscheiden, bei denen Detailarbeit kontraproduktiv ist?

Was glaubst du nach der Beschäftigung mit diesen Fragen? Ist dein Perfektionismus eher konstruktiv oder eher destruktiv geprägt?

Ursachen für übermäßigen Perfektionismus

Nur wenn du die Ursache für ein Verhalten erkannt hast, kannst du Veränderungen durchführen und Wachstum erleben. Wenn du weißt, dass du zu perfektionistisch bist, oder eben das Gegenteil. Wenn du die Gründe für dein Verhalten analysiert und erkannt hast, dann kannst du einschätzen, inwieweit sich dein Verhalten negativ auf dein Leben auswirkt. Wo du dich selbst bremst, wo du Leistung oder Glück durch dein eigenes Verhalten verhinderst. Erst jetzt kannst du den nächsten Schritt gehen und Veränderungen anstreben.

Veränderungen bezüglich deines perfektionistischen Verhaltens sind durchaus möglich. Denn wie du dich verhältst, ist nur zu einem Teil in deinen Genen verankert und vorherbestimmt. Auf der Seite http://eis-coaching.com heißt es zum Thema »Perfektionismus«: »Sowohl der psychologische Faktor ›Neurotizismus‹ als auch die ›Gewissenhaftigkeit‹, die beide mit dem Perfektionismus zusammenhängen, sind zu etwa 50 Prozent genetisch determiniert. So kann eine gewisse Neigung zum Perfektionismus angeboren sein. Eine Zwillingsstudie von Federica Tozzi von 2004 stellte einen moderaten genetischen Effekt heraus. Zweitens wird Perfektionismus durch Umwelteinflüsse, also in erster Linie durch die Erziehung und die Peers, beeinflusst. So kann er durch ein Verhalten der Eltern, das zum einen hohe Standards setzt und zum anderen zu wenig Wärme und Akzeptanz schenkt, verstärkt werden. Auf der dritten Ebene ist perfektionistisches Verhalten auch ein angstvolles Vermeiden, gegen oder für das man sich entscheiden kann.« (http://eis-coaching.com/mindset-alles-eine-frage-der-einstellung/perfektionismus)

Nun bin ich kein Wissenschaftler. Aber ich verstehe, dass der Hang zum Perfektionismus zum Teil in uns angelegt sein kann, wir ihn aber auch beeinflussen können. Wir sind ihm also nicht vollends ausgeliefert. Natürlich werden wir in der Kindheit sehr geprägt, hier liegen Ursachen für unser Verhalten in Bezug auf Perfektion. Da diese Prägungen jedoch nicht in den Genen verankert sind, kannst du sie beeinflussen und verändern. Das ist zwar schwierig, aber durchaus möglich. Vielleicht gelingt es dir durch die nachfolgenden Ausführungen, in deine Vergangenheit zu schauen und die Ursachen für dein Verhalten zu erkennen. Sobald dir die Ursachen bewusster sind und du einschätzen kannst, warum du dich in bestimmten Situationen so verhältst, wie du dich verhältst, kannst du Veränderungen anstreben. Jede Veränderung ist ein Prozess, der nur in Gang kommt, wenn du auf der einen Seite die Ursachen für ein Verhalten kennst und auf der anderen Seite einen Grund hast, eine Veränderung anzustreben.

Der Einfluss der Eltern

Wir adaptieren das Verhalten unserer Eltern und des näheren Umfeldes. Das entdeckte der kanadische Psychologe Albert Bandura bereits im Jahr 1965 bei Experimenten mit Kindern. Er fand dabei heraus, dass diese nicht nur durch die Konsequenzen ihres eigenen Verhaltens lernen, sondern vor allem durch die Beobachtung und Nachahmung der Eltern. Darum dürfen wir vermuten, dass wir auch in Bezug auf Perfektionismus von unseren Eltern geprägt werden und oft deren Präferenzen übernehmen. Wenn ich mir mein Umfeld und das meiner Eltern ansehe, kann ich dies definitiv bestätigen. Meine Freunde und Bekannten zeigen oft gut erkennbar ähnliches Verhalten wie ihre Eltern. Natürlich nicht immer, jedoch auffallend häufig.

Hinzu kommt eine weitere Beobachtung: Wenn Kinder körperliche oder seelische Misshandlungen durch Eltern erfahren haben, dann kann es bereits aus dem Grunde zu einer verstärkten Neigung zur neurotischen Perfektion kommen, auch wenn die Eltern nicht besonders perfektionistisch veranlagt sind. Die in diesem Fall beim Kind entstehenden übermäßig perfekten Verhaltenszüge entstehen nicht durch Adaption, sondern dienen der Vermeidung negativer Konsequenzen. Um körperliche oder seelische Misshandlungen zu vermeiden, wird versucht, möglichst keine Fehler zu machen. In dem Fall sorgt eine negative Erfahrung für die Stärkung des neurotischen Perfektionismus.

Das Verhalten der Eltern ist also wesentlicher Bestandteil unseres eigenen Verhaltens im Umgang mit Perfektion. Es sind jedoch vor allem Prägungen, die wir im Laufe unseres Lebens korrigieren und verändern können.

»Das Unperfekte macht die perfekte Schönheit.«
Lothar Hüther (*1965), Schlosser, Konstrukteur, Betriebsrat

Der Einfluss der Gesellschaft und äußerer Umstände

Eine weitere nicht zu unterschätzende Ursache für übermäßigen Perfektionismus liegt in unserer Gesellschaft begründet. Wir Menschen sind soziale Wesen und brauchen die Gemeinschaft und ein Gefühl, das Zugehörigkeitsgefühl. Unser Handeln wird geprägt durch den Wunsch nach Freundschaft, Zuwendung, Geborgenheit und Liebe. Die Angst, ausgeschlossen zu werden, Zurückweisung zu erfahren und nicht anerkannt zu werden, fördert das Streben nach Perfektionismus. Wir trachten danach, alles gut und richtig zu machen, um eine möglichst hohe Anerkennung zu erfahren. Wenn dann mit einer Leistung das gewünschte Ergebnis nicht erzielt wird, fühlen wir uns schnell als Versager. Wir haben Angst, nicht anerkannt zu werden, und versuchen, dieses Gefühl zu vermeiden. »Was könnte die Umwelt wohl über mich denken?«, so die bange Frage, die wir uns dann stellen. Bis zu einem gewissen Grad ist dieses Verhalten auch nicht verwerflich, denn es motiviert zuweilen, uns noch mehr anzustrengen. Auf der anderen Seite gilt:

Das übermäßige Streben nach Perfektion führt selten zu mehr Glück.

Ich musste diese Erfahrung bereits in meiner Jugend machen. Zu meiner Zeit spielten wir Jugendlichen regelmäßig auf dem Dorfplatz Fußball. Mindestens einmal pro Woche trafen wir uns, um auf Tore zu spielen, die wir uns selbst zusammengebastelt haben. Zu Beginn wurden die Mannschaften gebildet. Zwei Personen beginnen nacheinander, Jugendliche für ihr Team auszuwählen. Erst der eine, dann der andere. Ich gebe zu, ich gehörte nicht gerade zu den brillantesten Fußballern, ich hatte zwei linke Füße, und darum blieb ich immer (fast) bis zum Schluss stehen, weil mich niemand in seinem Team haben wollte. Der Ball tat in den wenigsten Fällen das, was ich wollte. Wie du dir sicher vorstellen kannst, war es kein prickelndes Gefühl, immer als einer der Letzten übrigzubleiben, es förderte nicht gerade mein Selbstwertgefühl. Da so gut wie alle Jugendlichen in dieser Zeit im Fußballverein spielten, fügte ich mich dem Gruppenzwang und meldete mich ebenfalls an. Meine Position war – na ja, ich wurde Ersatzspieler. Der Trainer war wohl der Meinung, dass ich auf dieser Position am besten aufgehoben wäre. Eines Tages aber fiel unser Torwart aus. Als Ersatzspieler sollte ich diese Position einnehmen. Und ich war echt gut. Ich konnte mit der ein oder anderen Parade derart überzeugen, dass mich der Trainer in der nächsten Zeit ins Torwarttraining integrierte. Ich übte jede freie Minute. Ich verbesserte mich stetig, sodass ich sogar den Stammtorwart schnell von seiner Position verdrängen konnte. Ich wurde zur Kreisauswahl angemeldet und avancierte zum besten Torwart in unserem Kreis. An einem Wochenende wurde ich in einem Turnier zum besten Torwart ausgezeichnet. Aber seltsam, zufrieden mit mir war ich trotzdem nicht. Natürlich war es ein tolles Gefühl, eine solche Auszeichnung zu bekommen, aber ein richtiges Glücksgefühl stellte sich bei mir nicht ein. Ich dachte immer noch, ich sei nicht gut genug, ich müsse besser sein. Trotz meiner Erfolge quälten mich erhebliche Versagensängste. Ich konnte meine Erfolge nicht wirklich annehmen. Ich galt zwar als der beste Torwart des Kreises, war jedoch trotzdem nicht wirklich glücklich.

Ich erkläre mir mein Verhalten so, dass ich mir aufgrund meiner Erfahrungen als Ersatzspieler nicht vorstellen konnte, wegen meiner Leistungen akzeptiert zu werden. »Das kann doch eigentlich gar nicht sein, dass die Kollegen der Meinung sind, ich sei ein guter Keeper. Ich muss also noch bessere Leistungen zeigen!« So hat sich bei mir, zumindest als Fußballer, nach und nach eine perfektionistische Haltung aufgebaut, die mir zum Teil im Weg stand, aber auf jeden Fall dazu geführt hat, dass ich mich nie so richtig zugehörig gefühlt habe und als Torwart nie wahrhaftige Glücksgefühle entfalten konnte.

Das heißt: Bei mir hat letztendlich die Gesellschaft – in diesem Fall die Gruppe meiner Fußballkameraden und des entsprechenden sportlichen Umfeldes – dazu beigetragen, dass sich perfektionistische Züge entwickeln konnten, und zwar mit dem Ziel, Anerkennung zu erhalten und mich einer Gruppe zugehörig fühlen zu können. Dazu möchte ich dir weiter unten weitere Beispiele geben.

Angetrieben durch Fernsehsendungen wie *Let's dance* und vergleichbare Sendungen reicht das einfache Tanzen heutzutage oft nicht mehr aus, um andere Menschen zu überzeugen. Um in der Gesellschaft angesehen zu werden, musst du einen perfekten Tanz aufs Parkett legen. Der Spaß und die Freude am Tanzen rücken in den Hintergrund, der Leistungsdruck nimmt zu. Beim Sport reichen der Spaß und der Unterhaltungswert ebenfalls nicht mehr aus; wem es um Lob und Anerkennung geht, der muss eine Spitzenleistung erbringen. Wer dazu nicht bereit ist oder dies nicht bieten kann – nicht jeder ist zu Spitzenleistungen im Sport fähig –, der leidet darunter und kann keine Gefühle der Zufriedenheit oder gar des Glücks entwickeln. Wenn wir nur damit beschäftigt sind, was die Gesellschaft über uns denkt, und uns ständig fragen, ob und wie wir Anerkennung erfahren können, ohne uns darauf zu konzentrieren, was uns Freude bereitet, dann verhindern wir dadurch geradezu Glücksgefühle. Was dann passieren kann, musste ich in der eigenen Familie erleben.

Als mein Sohn 17 Jahre alt war, entschloss er sich, eine Tanzschule zu besuchen. Er wollte alle klassischen Tänze erlernen. Er hatte rasch eine gute Partnerin gefunden und beide wurden so gut, dass die Tanzschule sie für kleinere Wettkämpfe anmelden wollte. Dazu mussten sie immer und immer wieder die gleichen Techniken und Figuren einüben. Mein Sohn und seine Tanzpartnerin wollten sich jedoch weiterentwickeln, sie wollten neue Figuren und Tänze erlernen, statt die Tänze, die sie ohnehin beherrschten, immer weiter zu perfektionieren. Klar, das ist die Voraussetzung, um an Wettkämpfen erfolgreich teilzunehmen. Aber: Es ging ihnen nicht darum, einige wenige Tänze perfekt zu beherrschen, sondern sich möglichst vielseitig und abwechslungsreich bewegen zu können. Die Tanzschule hingegen war auf ihr Image und ihr Ansehen fixiert. Sie wollte mit guten Platzierungen glänzen. Mein Sohn und seine Tanzpartnerin verloren mit der Zeit die Lust und hörten mit der Tanzerei dann ganz auf. Schade, denn sie waren sehr gut und hätten mit Lust und Freude sicher noch eine Menge erreichen können. Der Perfektionsdruck, den die Tanzschule ausübte, hat dazu geführt, dass ein talentiertes Paar das Tanzen beendet hat.

Klar ist, dass dieser Perfektionsdruck auch im beruflichen Umfeld eine Rolle spielt.

In meiner Zeit als Vertriebsleiter in der Softwarebranche hatte ich eine Zeit lang auch das Entwicklungsteam zu verantworten. Es gab bei meiner Übernahme der Abteilung jedoch keine Testabteilung (die man in einem solchen Unternehmen hätte erwarten können). Jeder Fehler, der in der Entwicklung passierte, wirkte sich unmittelbar beim Kunden aus und belastete den Support. Dies führte zu einem enormen Druck bei den Entwicklern. Sobald ein Fehler in der Praxis auftrat, wurden die Entwickler gleich von allen Seiten kritisiert. Um Fehler zu vermeiden, hielten sie sich extrem lange an einem Ticket (einer Entwicklung) auf. Sie wollten Kritik vermeiden, was jedoch dazu führte, dass es immer weniger Innovationen gab. Denn jeder Entwickler vermied es, Anregungen und Änderungen einzubringen, es hätte ja die Fehlerquote erhöhen können. Um Anerkennung von einem Umfeld zu erhalten, das eine Null-Fehler-Toleranz favorisierte, wurde der Druck immer größer, perfekt zu agieren. So wurde nach und nach jegliche Kreativität erstickt, weil die Entwickler sich einfach nicht mehr trauten, auch einmal einen Fehler zu machen. Und eine Entwicklungsabteilung ohne Kreativität … nun ja …

Ich höre schon die Kritiker, dass dies doch gut so sei, es sei doch richtig, Fehler zu vermeiden! Auf der einen Seite ist das tatsächlich richtig. In diesem Bereich kommt es jedoch auch auf Umsetzungsgeschwindigkeit und Inno-

vation an. Erst nachdem ich dann eine Testabteilung eingerichtet hatte, konnten wir alles miteinander verknüpfen: Innovation, Genauigkeit und Umsetzungsgeschwindigkeit. Der Druck auf den einzelnen Entwickler verringerte sich, er traute sich wieder, auch kreativ und innovativ zu agieren.

Nimm dir Zeit zum Nachdenken

Es gibt familiäre und gesellschaftliche Einflüsse, die unser Verhalten in Bezug auf die Perfektion beeinflussen. Prägungen, die du in deinem Leben erfahren hast, lassen sich aber oft auch verändern. Das ist nicht immer ganz einfach, aber es geht. Darum beschäftige dich bitte mit den folgenden Fragen:

- Was verstehst du unter Perfektionismus?
- (Wann) Leidest du unter Perfektionismus?
- In welchen Situationen profitierst du von dieser Haltung?
- Welche familiären und gesellschaftlichen Prägungen könnten »deinen« Perfektionismus beeinflusst haben? Beschreibe diese Beeinflussungen möglichst konkret.
- Welche Möglichkeiten kannst du wie nutzen, um dich von deinen Prägungen zu befreien?

Sich selbst wertschätzen

Vielleicht kennst du selbst Beispiele aus deinem auch gesellschaftlichen Umfeld, die belegen, wie kontraproduktiv das übermäßige Streben nach Perfektion sein kann. Ich komme in diesem Zusammenhang noch einmal auf meine »Fußballkarriere« zurück: Ich habe trainiert wie ein Wilder, ich wollte dazugehören, nie mehr der Letzte sein, der ausgewählt wird. Ich wollte das Gefühl haben, dass ich jemand bin. Doch meine Neigung zur neurotischen Perfektion in Sachen Fußball hinderte mich daran, Glücksgefühle zu empfinden. Egal, welche Erfolge ich feierte, mich überkam immer das Gefühl: Da geht noch mehr, das reicht nicht. Ich dachte, die anderen würden mich nur anerkennen, wenn ich immer noch besser würde.

Damals wusste ich noch nicht, dass selbst Weltklasseleistungen im Tor nichts an meiner Situation geändert hätten. Denn mein Problem lag darin begründet, dass ich mich selbst in meinem So-Sein nicht akzeptieren konnte. Ich musste zuerst mit mir selbst zurechtkommen, mich mit allen Stärken, aber eben auch mit allen Schwächen selbst annehmen. Zum Glück habe ich zumindest erkannt – wenn auch eher zufällig –, dass meine fußballerischen Stärken im Tor liegen und nicht auf dem Feld. Das war ein großer Fortschritt. Mich aber selbst so zu respektieren, wie ich bin – das hat noch viele Jahre gedauert. Ich musste erst verstehen, dass es erst einmal nicht darum geht, die Akzeptanz von anderen zu erhalten, sondern in allererster Linie darum, mich selbst zu lieben, Ja zu mir selbst zu sagen und mich wertzuschätzen.

Starke Impulse und Denkanstöße aus Kapitel 1

- Perfektion an der richtigen Stelle eingesetzt kann zu Spitzenleistung führen.
- Perfektion an der falschen Stelle eingesetzt wird zum Leistungs- und Glücksverhinderer.
- Perfektionismus trägt also Glück und Makel zugleich in sich.
- Erkenne deine Leistung an, auch wenn sie aus deiner Sicht noch nicht perfekt ist. Erfreue dich an dem, was du erreicht hast.
- Nicht immer benötigst du 100 Prozent Perfektion. Manchmal sind 95 Prozent die besseren 100 Prozent.

Kapitel 2: Mit Mut zur Lücke mehr Zufriedenheit im Privatleben und im Umgang mit sich selbst

Es ist wie beim Thema Führung: Pater Anselm Grün wird der Ausspruch zugeschrieben, nur derjenige könne andere Menschen führen, der sich selbst zu führen verstehe. Der Managementvordenker Peter F. Drucker hat darauf hingewiesen, dass Menschen letztendlich nur eine einzige Person führen könnten und auch müssten: Und diese Person seien sie selbst. Ähnlich verhält es sich beim Thema Perfektionismus. Kläre zunächst einmal dein Verhältnis zum Perfektionismus, komm deinem persönlichen Umgang mit ihm auf die Spur – danach kannst du überlegen, wie du mit dem Phänomen in anderen Lebensbereichen umgehst.

Von der Anerkennung und dem Gefühl, gemocht zu werden

Perfektionisten haben immer den Eindruck, sie würden nur akzeptiert und Anerkennung bekommen, wenn sie keine Fehler machen. Wenn sie alles perfekt umsetzen und in allem unantastbare Leistungen bringen. Sie kommen gar nicht auf die Idee, dass sie dazu keine Perfektion benötigen und ganz andere Faktoren dafür verantwortlich sind, dass sie Zuneigung erfahren. Oder vielleicht verstehen sie das wohl rational, können es aber nicht empfinden – sie empfinden sich erst als liebenswert, wenn sie die ihrer Meinung nach perfekte Leistung erbracht haben.

Allerdings: Verhält es sich tatsächlich so, dass wir immer nur Menschen mögen, die perfekt sind? Meine Erfahrung ist eine andere: Menschen mit kleinen Macken und Fehlern sind uns viel sympathischer. Menschen, die freundlich, liebevoll, zuvorkommend sind, erhalten deutlich eher Zuneigung als Perfektionisten. Alles richtig machen zu wollen führt meist genau zum Gegenteil von dem, was Perfektionisten eigentlich erreichen möchten, nämlich die Anerkennung und das Gefühl, gemocht zu werden. Der Mut zur Lücke führt viel eher zu mehr Glück und Zufriedenheit im Privatleben als das Streben nach Perfektion.

Den Unperfekten gehört (oft) die Welt

Vielleicht kennst du Pietro Lombardi, den »verpeilten« Sänger aus der RTL-Sendung DSDS (»Deutschland sucht den Superstar«). Immer etwas tollpatschig, ganz gute Stimme, aber nie perfekt. Bereits im ersten DSDS-Casting 2011 wurde er zur Lachnummer, als er mit seinem Keyboard vor der Jury antrat und meinte, »ganz schön anstrengend den ganzen Tag mit diesem Ständer«. Alle krümmten sich vor Lachen, weil natürlich etwas anderes in seine Aussage hineininterpretiert wurde. Mit seiner unbeholfenen Art schaffte er es bis ins Finale. Dort trat er zum Schluss gegen die perfektere Sarah Engels an, er gewann und wurde »Superstar«. Sarah gab optisch sicher die perfektere Figur ab, war im Gesang ohne Fehler und auch ihr Verhalten etwa in Interviews gestaltete sich fehlerfreier – und trotzdem hat Pietro gewonnen. Später haben die beiden geheiratet, so haben wohl am Ende beide gewonnen, obwohl sie mittlerweile geschieden worden sind. Während ich dies schreibe, sitzt Pietro bereits zum zweiten Mal in der DSDS-Jury. Die Leute mochten und mögen ihn, wahrscheinlich auch, weil er immer ehrlich und sympathisch rüberkommt. Die kleinen und großen Fehler, die er hat, sind es, die ihn zu dem machen, was er ist. Menschen wie Pietro Lombardi brauchen keinen Perfektionismus, um sich von der großen Masse abzusetzen und um sichtbar zu werden. Ganz im Gegen-

teil, Perfektionismus würde ihnen wahrscheinlich nur schaden. Zumindest an dieser Stelle gilt: Menschen, die nicht perfekt sind, werden von Menschen gemocht, die das Perfekte nicht mögen und dies ablehnen, denn sie lieben genau diese kleinen Schönheitsfehler.

Unperfekt ist manchmal das bessere Perfekt.

Dem Perfektionisten macht es niemand so richtig recht. Am liebsten würde er alles selbst erledigen. Wenn es nun gar nicht anders geht und er wirklich einmal etwas delegieren muss, dann mischt er sich ein, wo immer er kann. Ihm macht es niemand gut genug, und da er es ja bekanntlich selbst besser weiß, muss er dies auch ausgiebig kundtun. Genauso, wie er sich selbst nicht vertraut und sich selbst nichts zutraut – dies ist eine der Wurzeln des neurotischen Perfektionismus –, fällt es ihm schwer, anderen Menschen zu vertrauen und ihnen etwas zuzutrauen. Lieber erklärt er in aller Ausführlichkeit, wie es besser gehen könnte. Er erteilt Anweisungen und verhindert so die Entfaltung der Leistungsfähigkeit des anderen Menschen, er blockiert dessen Kreativität und beraubt ihn der Möglichkeiten, sich neue Wege zu erschließen.

»Habt ihr Acht gegeben, was für Menschen am meisten Wert auf strengste Gewissenhaftigkeit legen? Die, welche sich vieler erbärmlicher Empfindungen bewußt sind, ängstlich von sich und an sich denken und Angst vor anderen haben?«

Friedrich Wilhelm Nietzsche (1844–1900), deutscher Philosoph, Essayist, Lyriker und Schriftsteller

Kein Wunder also, dass der Perfektionist durch sein permanentes Sich-Einmischen vor allem Konflikte erzeugt. So entstehen Missstimmung und Frustration, die Leistungsfähigkeit der Menschen wird durch das Verhalten des Perfektionisten minimiert. Statt Antrieb erfolgt genau das Gegenteil, nämlich Blockade.

Einmischen – ein Garant für Konflikte

Ich halte mich für einen erfahrenen Autofahrer (und wie die meisten Männer: für einen guten). Immerhin habe ich in meinem Leben bisher mehr als drei Millionen Kilometer auf der Straße verbracht. (Das hört sich schon gewaltig an, wenn man es liest, ich war selbst sehr überrascht, als ich die Zahl hochgerechnet habe – aber es müsste so ungefähr hinkommen.) Wenn man so viele Kilometer auf der Straße verbringt, lässt es sich kaum verhindern, auch einmal geblitzt zu werden ... Leider kann dies kurzzeitig zum Verlust des Führerscheins führen. So erging es mir einst. Meine Frau hatte dann das (zweifelhafte) Vergnügen, als Fahrerin einspringen zu dürfen. Nun muss ich zugeben, ich halte mich zwar für einen brauchbaren Fahrer, aber um meine Eignung als Beifahrer ist es weniger gut bestellt. Dies führt dazu, dass ich es mir oft nicht verkneifen kann, meine Meinung kundzutun. »Fahr doch bitte ein bisschen weiter rechts. Fahr nicht ganz so dicht auf. Achtung, der bremst gleich.« Dass Einmischung Konflikt erzeugt und Konflikt Missstimmung, habe ich dann fast zu spät erkannt.

Nach einiger Zeit lächelte mir meine Frau nicht mehr so freudestrahlend zu, wie dies noch zu Beginn ihrer »Karriere als Taxifahrerin« der Fall war. Im Gegenteil, sie wurde immer genervter, das war verständlich. Aber weil ich schon so viele Kilometer gefahren bin, war ich natürlich der Meinung, dass ich der Perfektion recht nahekam, zum Leidwesen meiner Frau. Sie empfand die Einmischung keineswegs als lustige Angelegenheit und stand kurz vor einem Streik.

Zum Glück bin ich jemand, der seine Mitmenschen allein schon aus beruflicher Sicht genau beobachtet, was es mir ermöglicht, Missstimmungen und deren Ursache schnell zu erkennen. So auch in meiner Eigenschaft als Beifahrer, auch wenn dies erst relativ spät geschah. Nun konnte ich mein Verhalten ändern und mich in Gelassenheit üben. »Mund halten und meine Frau machen lassen«, so das neue Motto. Ich gebe zu, es kam am Anfang der Folter nahe, führte jedoch dazu, dass sich die Stimmung schlagartig änderte.

Plötzlich lächelte meine Frau wieder, was dann zu einem Grinsen bei mir führte. Es dauerte auch gar nicht so lange, dann hatte ich mich an die Fahrweise meiner Frau gewöhnt. Einen Rat gab es dann nur noch auf Nachfrage.

Erst die Erkenntnis, dass die durch das eigene Perfektionsstreben induzierte Einmischung in Handlungen anderer unweigerlich zu Konflikten führt, sorgt dafür, dass du dein Verhalten ändern und anpassen kannst.

Nicht einmischen ist meistens die bessere Lösung

In Bezug auf unsere Kinder verhält es sich ähnlich. Ständig wird sich eingemischt und geprüft und verbessert. Immer wieder haben wir aufgrund unserer Lebenserfahrung den Eindruck, dass wir alles besser wissen, und das wollen wir unserer Umgebung gefälligst auch mitteilen. Wir sind der Meinung, dass wir perfekt im Handeln und Tun sind, weil wir bereits genau wissen, was richtig und falsch ist. Ist es nicht so?

Natürlich ist es die Aufgabe der Eltern, die Kinder zu unterstützen und zu erziehen. Dies bedeutet zugleich, sie machen zu lassen, es zuzulassen, dass Kinder ihre eigenen Erfahrungen erleben. Und durchaus auch durchleiden. Kinder wachsen nur dann, wenn sie ihre eigenen Fehler machen und daraus lernen dürfen. Ja, das tut manchmal weh. Genau wie bei der berühmten Herdplatte. Die Mutter kann noch so oft sagen: »Kind, fass da nicht drauf« – das Kind fasst natürlich drauf, es will seine eigenen Erfahrungen machen. Jetzt weiß es, das tut weh. Ein Kind entwickelt seine Stärken nur, wenn es selbst spüren kann, dass es einen falschen Weg eingeschlagen hat. Immer wenn wir uns zu sehr in etwas einmischen, fördern wir Konflikte und verursachen häufig genau das Gegenteil von dem, was wir bezwecken. Wenn wir in die Weltgeschichte schauen, finden wir genügend erschreckende Beispiele dafür, welche fatalen Folgen eine Einmischung haben kann.

Dazu fällt mir ein zwar kleines, allerdings sehr treffendes Beispiel aus meiner Familie ein:

Als meine Tochter noch etwas jünger war, kam sie an einem Montag weinend aus der Schule, sie hatte sich mit ihrer besten Freundin gestritten. Auf Nachfragen meiner Frau kam heraus, dass die Freundin sie nicht zum Geburtstag eingeladen hatte, obwohl meine Tochter sie zu ihrem eingeladen hatte. So etwas geht natürlich gar nicht und könnte sich zu einem Flächenbrand entwickeln. In guter Absicht rief meine Frau also die Mutter der Freundin an – beide kennen sich sehr lange und recht gut. Ihr Ziel war es, das Problem schnell aus der Welt zu schaffen. Die Mutter war scheinbar im Vorbereitungsstress und antwortete daher nur sehr knapp, das müsse ihre Tochter selbst entscheiden – und wenn sie das so entschieden hätte, dann hätte das sicher seinen Grund. Oh je, jetzt war der Grundstein für eine ausgeprägte Freundesfehde gelegt. Diese Reaktion konnte sich wiederum meine Frau nicht gefallen lassen. Die Folge: Eiszeit.

Mehrere Wochen würdigten sich beide Mütter keines Blickes. Überall, wo sie sich trafen, gingen sie sich aus dem Weg. Missstimmung, schlechte Laune, schlechtes Gefühl. Und die Kinder? Die haben bereits zwei Tage später wieder zusammen gespielt. Hätte meine Frau sich nicht eingemischt, dann wäre nichts passiert. Kinder regeln so etwas unter sich, und das meistens sehr schnell. Kinder sind nicht so nachtragend und verbohrt wie wir Erwachsenen. Nicht anders verhält es sich auf den großen Spielwiesen dieser Erde. Also noch einmal: Einmischung erzeugt Konflikt.

Natürlich gibt es Situationen, bei denen es sinnvoll ist, wenn du bei einer Lösungsfindung hilfst und unterstützt. Oft aber gibt es eine bessere Lösung, und die lautet: Hilf dem Kind dabei, die Lösung zu finden! Oder: Hilf dem anderen dabei, die Lösung SELBST zu finden!

Für einen besseren Umgang mit dir selbst bedeutet das, nicht immer die Perfektion bei deinen Mitmenschen zu suchen. Misch dich nicht ständig ungefragt ein, weil du meinst, es besser zu wissen und zu können. Gib dann Rat, wenn er gefragt ist. Biete deine Unterstützung an, wenn du glaubst, helfen zu können, aber misch dich nicht ein. Ich weiß, es ist eine Herausforderung, wenn du der Meinung bist, dass es einen besseren Weg gibt als den, den dein Mitmensch gerade einschlägt. Es ist jedoch nicht deine Sache, nicht dein Weg. Lass den anderen die Möglichkeit, sich zu entwickeln, das können sie nur, wenn sie Fehler machen und ihre eigenen Erfahrungen durchleben. Wie gesagt, Hilfe und Rat anbieten ist prima. Einmischen entfacht jedoch Konflikte. Das, was du für perfekt und für richtig erachtest, muss für andere nicht das Richtige sein. Für jemand anderen kann es genau das Falsche sein.

Das richtige Maß der Dinge

Wir machen uns das Leben oft selbst schwer, indem wir von uns und von unserem Umfeld zu viel erwarten. Gelassenheit ist hier wieder das richtige Stichwort. Erwarte nicht so viel von anderen. Lass sie sein, wie sie sind. Es muss dir nicht zwingend gefallen, aber es ist ihr Leben. Etwas mehr Gelassenheit im Umgang mit anderen verhindert Konflikte und sorgt automatisch für mehr Glück in unserem Leben.

Indem du das Bedürfnis verringerst, dich ständig einmischen zu wollen, und es tolerierst, dass andere eben anders sind, und dich nicht um die Perfektion der anderen sorgst, veränderst du automatisch dein Leben. Du verspürst mehr Gelassenheit und Zufriedenheit. Du wirst deine Umwelt nicht mehr so anstrengend erleben, weil sich deine Wahrnehmung verändert. Du verhinderst gleichzeitig Konflikte, was zu einem harmonischeren Leben führt. Du wirst anders wahrgenommen, erfährst mehr Akzeptanz und wirkst sympathischer. (Erst) durch die Veränderung deiner selbst veränderst du zugleich auch deine Umwelt. Menschen gehen anders auf dich zu, sprechen dich anders an, gehen anders mit dir um.

Mit »Wahrnehmung deiner Umwelt« sind nicht nur die Menschen deines direkten Umfelds gemeint, sondern auch alles andere um dich herum: dein soziales, wirtschaftliches, politisches Umfeld. Du kannst dich den ganzen Tag über die unperfekten Zustände »da draußen« ärgern: die kaputten Straßen, das langsame Internet, die unperfekten Autofahrer, die Bäume, die viel zu nah an der Straße stehen, die Häuser, die wild durcheinander gebaut wurden, die Blumenbeete, die nicht top gepflegt sind, die Bahn, die nicht pünktlich kommt, die Radfahrer, die nie Rücksicht nehmen, und so weiter. Wenn du es zulässt, dann wirst du den ganzen Tag mit unperfekten Dingen, Menschen und Situationen konfrontiert. Es liegt jedoch allein an deiner Wahrnehmung. Wenn dir nur diese Dinge ins Auge springen, dann verhinderst du Glücksmomente. Aber nicht nur das, du verhinderst mit deiner Nörgelei auch das Glück deiner Mitmenschen, deiner Familie und deiner Freunde. Vergiss die Dinge, die du nicht ändern kannst, nimm sie hin und nimm sie nicht so wichtig. Konzentrier dich auf die Sachen, die gut sind, perfekte Sachen wird es selten geben.

Dies alles bedeutet nicht, dass du nicht nach mehr streben sollst, nicht deinen Beitrag dazu leisten sollst, die Welt ein Stück weit besser zu machen. Allerdings: Achte dabei immer auf das richtige Maß der Dinge.

Nimm dir Zeit zum Nachdenken

- Wie oft gibt es Situationen in deinem Privatleben, in denen du dich über Dinge aufregst, die du doch nicht ändern kannst?
- In welchen Bereichen willst du Perfektionismus erreichen oder erleben – obwohl du eigentlich überhaupt keinen Einfluss darauf hast und dich am Unmöglichen abarbeitest?
- Gibt es Situationen, in denen du deine Mitmenschen verändern willst, obwohl diese dies gar nicht wünschen und sich dies sogar verbitten?

Lege den Fokus deines Veränderungswillens auf die Situationen, die du beeinflussen kannst und in denen deine Einmischung gewünscht ist.

Der Wahn der Selbstoptimierung

Die einen glauben, Talent sei notwendig, um Spitzenleistung zu bringen, die anderen sind der Meinung, man müsse vor allem viel üben. Was ist nun richtig, und was hat das mit der Selbstoptimierung zu tun? Egal, welche Aussage die richtige ist, wir sind von Natur aus immer bemüht, das Beste aus uns herauszuholen. In beiden Fällen werden wir uns möglichst viel anstrengen, um möglichst gut zu sein. Der eine mehr, der andere weniger, es kommt auf unsere Persönlichkeit, aber auch auf die durchlebten Erfahrungen und unser Umfeld an. Wenn wir durch unser und von unserem Umfeld angetrieben werden, kann es durchaus sein, dass wir unsere Anstrengungen vervielfachen. Das ist erst einmal gar nichts Schlechtes, sondern es sorgt dafür, dass wir wachsen und uns entwickeln. Fehlt dieser Antrieb hingegen, kann sich dies auf unsere Motivation negativ auswirken. Gehen wir nun aber der Frage nach, was für unseren Erfolg wichtiger ist, das Trainieren oder das Talent.

»Wenn alles in dieser Welt vortrefflich wäre, so gäbe es gar nichts Vortreffliches.«
Denis Diderot (1713–1784), französischer Philosoph der Aufklärung, Schriftsteller, Enzyklopädist, Literatur- und Kunsttheoretiker

Training oder Talent?

Den schwedisch-amerikanischen Psychologen Prof. K. Anders Ericsson von der University of Florida hat dieselbe Frage beschäftigt, er wollte es bereits 1991 genauer wissen und führte eine Studie zu dem Thema durch. Für seine Studie arbeitete er mit der Universität der Künste in Berlin zusammen. 30 Geigenschüler wurden für die Studie ausgewählt. Die Schüler wurden ausführlich befragt; Ericsson analysierte den Lebensstil, den Tagesrhythmus, den die Schüler einhielten, ihre Bildung und vieles mehr. Der Leistungsunterschied zwischen den Probanden konnte im Ergebnis jedoch nur auf eine Sache zurückgeführt werden, und zwar auf den Durchschnitt der geleisteten Übungsstunden. Die Top-Schüler hatten bis zu ihrer Volljährigkeit im Durchschnitt 7500 Stunden geübt, die mittleren Schüler immerhin noch 5300 Stunden und die schlechteren »nur« 3400 Stunden. Ericsson kam zu dem Ergebnis, dass Talent nahezu keine Rolle für den Erfolg spielte. Diese Untersuchung wiederholte er später noch mit Menschen, die in anderen Bereichen Spitzenleistungen erbracht hatten. Wie so oft bei wissenschaftlichen Experimenten, deren Ergebnisse in den Populärbereich eingedrungen sind, gibt es unterschiedliche Zahlen zu den Ergebnissen des Ericsson-Experiments. Das Ergebnis aber fasste Ericsson wohl wie folgt zusammen:

> *»Talent wird maßlos überschätzt. Ich bestreite sogar, dass es so etwas wie Talent, zum Beispiel musikalisches, überhaupt gibt. Und auch das Alter sowie der Intelligenz-Quotient spielen nur eine untergeordnete Reihe, auch, wenn Kinder in der Regel etwas leichter lernen. Dies liegt begründet in der Plastizität des Gehirns, seine lebenslange Fähigkeit, neue Nervenbahnen auszubilden.« (Zitiert nach https://mymonk.de/kein-talent/)*

Ericssons Erkenntnis hat dann wiederum den Wirtschaftsexperten Geoff Colvin animiert, die Überzeugung, dass allein angeborenes Talent zu großartigen Leistungen verhilft, als Irrglauben zu bezeichnen, und ihn animiert, den »wahren Erfolgsfaktoren« auf die Spur zu kommen. Diese Meinung des »Irrglaubens« wird jedoch nicht von allen Wissenschaftlern geteilt ... und auch ich würde es etwas anders ausdrücken. Ich persönlich glaube aufgrund meiner Erfahrungen (und der Arbeit mit verschiedenen Persönlichkeitsdiagnostik- und Talentmanagement-Tools) daran, dass Menschen unterschiedliche Stärken und Schwächen haben, dass ihnen bestimmte Dinge leichter oder schwerer fallen. Dass auch manche Menschen aufgrund ihrer Neigungen manche Sachen schneller begreifen und erlernen als andere. Also, dass es etwas wie Talent gibt, allerdings scheint dies viel weniger wichtig, als wir es oft erwarten.

Häufig verwechseln wir – im Ergebnis – Talent mit Einsatz und Übungsbereitschaft.

So richtig ist mir das nochmals beim Lesen der Biografien einiger Superstars bewusst geworden. Denn gerade bei diesen Persönlichkeiten sehen wir meistens nur das Ergebnis – also den Erfolg und den Spitzenplatz, den sie belegen. Selten jedoch nehmen wir den bedingungslosen und großen Einsatz wahr, den diejenigen aufbringen mussten, die an die Spitze ihrer Profession gelangt sind. Das heißt für mich: Talent wird oft auf jeden Fall maßlos überschätzt.

Für dieses Buch habe ich viele Biografien von erfolgreichen Sportlern gelesen. Kein einziger gibt an, dass sein Erfolg auf das außerordentliche Talent zurückzuführen ist. Alle geben einheitlich an, dass die Menge und Intensität ihres Trainings ausschlaggebend für ihren beruflichen Erfolg gewesen sind. Alle geben jedoch auch an, dass ihr Hang, ja, zuweilen ihr Wahn, perfekt sein zu wollen und zu müssen, oft zu großen körperlichen und seelischen Schäden geführt habe. Sich immer weiter verbessern und immer noch mehr aus sich herausholen zu wollen hat sie an die Grenzen der Belastbarkeit geführt und in den meisten Fällen zu unglücklichen Menschen gemacht. Erst nachdem sie sich vom Spitzensport verabschiedet hatten und nicht mehr darauf abzielten, permanent Spitzenleistungen zu erbringen, konnten sie so etwas wie Glücksgefühle entwickeln.

Fehlendes Talent mit Übung ausgleichen

Wir Menschen sind von Natur aus darauf ausgelegt, uns zu entwickeln und zu verbessern. Die einen etwas mehr und die anderen etwas weniger. Unser Unterbewusstsein weiß genau, dass wir nur mit Übung und Versuchen nach vorn kommen und uns verbessern können. Auch hier kommt es wieder auf unsere Persönlichkeit an, wie groß der Antrieb dazu ist. Bei einigen Menschen verhält es sich so, dass sie sich quasi davor schützen wollen, sich im Training quälen zu müssen. Und darum erklären sie die Leistung anderer mit deren Talent. Das macht es ihnen einfach, zu akzeptieren, dass vielleicht jemand besser ist als sie selbst. Sie brauchen dann die Schuld nicht bei sich selbst zu suchen. »Ich habe einfach kein Talent dafür, da kann ich machen, was ich will!«

Dieser Begründungszusammenhang findet sich oft sogar bei den neurotischen Perfektionisten. Auch sie suchen oft gern nach Gründen, warum andere in einem Bereich besser oder perfekter sind als sie selbst. Aufgrund ihres neurotischen Perfektionismus fällt es ihnen schwer, die besseren Leistungen anderer Menschen anzuerkennen. Sie brauchen eine Begründung, die die Stabilität ihres Selbstwertgefühls garantiert.

Nimm dir Zeit zum Nachdenken

- Gehörst du zu den Menschen, denen es schwerfällt, die (perfekt erscheinenden) Leistungen anderer anzuerkennen? Dann solltest du dir bewusst machen, dass oft nur Einsatz, Willensstärke und Übung zum Erfolg führen.
- Auch wenn du kein oder nur wenig Talent für etwas hast, kannst du etwas in diesem Bereich leisten, wenn du übst und trainierst. Vielleicht ist das nicht immer und in jedem Bereich möglich. Trotzdem:

Probier es einfach aus!

Perfektionismus und Unglücklichsein

Wenn wir mit zu großem Perfektionismus an eine Sache herangehen, führt dies auf der einen Seite vielleicht zu Erfolgen, aber auf der anderen Seite auch zum Unglücklichsein. Die Sängerin Vanessa Mai hat sich in einem Interview (siehe im Verzeichnis: Mai, Vanessa: Interview auf SWR 4) dazu so geäußert:

> *»... ich bin sehr viel glücklicher und zufriedener, seitdem ich nicht mehr so selbstkritisch bin. Weil, es macht dich irgendwann kaputt. Ich glaube, wenn du mit dem Herzen dabei bist und es dir Spaß macht, du dein Ziel verfolgst und die Dinge passieren lässt ... Gehe auch mit einer gewissen Gelassenheit (an sie) heran ...«*

Es ist besser, mit Gelassenheit und ohne allzu großen Hang zur Selbstkritik seine Ziele zu verfolgen und eben nicht zu perfektionistisch vorzugehen.

Mittelmaß muss nicht immer Sünde sein

Unser ganzes Umfeld suggeriert uns, dass wir uns in allen Bereichen optimieren müssen. Es geht um ein ständiges »Höher, Weiter, Schneller, Besser«. Selten kommt jemand und sagt: »Auch das Mittelmaß reicht mir zumindest ab und zu absolut aus. Auch das Unperfekte kann durchaus erstrebenswert sein.« Nein, von Kind an werden wir darauf getrimmt, alles möglichst gut zu machen. Wir werden dazu erzogen, möglichst in allem die Nummer eins zu sein. Das ist, wie gesagt, vom Grundsatz her in Ordnung. Sich zu entwickeln ist gut und förderlich, nur: Dabei bleibt es ja häufig nicht. Der Druck steigt, und manchmal wird er zu groß, es folgen Krankheiten und physische und psychische Schäden. Überlege dir gut, welche Art von Leben du führen möchtest, wo du deine persönliche Grenze für Perfektion ziehen möchtest. Was sind deine Werte im Leben? Was führt bei dir wirklich zum Glück? Wo hindert dich dein Trieb nach Perfektion am Lebensglück?

»Perfektion ist unnahbar,
Vollkommenheit ist fühlbar.«
Martina Matzka (*1980)

Immer noch schöner sein: Wer entscheidet das eigentlich?

Das mit der Schönheit ist so eine Sache. Was ist schon schön und was nicht? Wann ist Schönheit perfekt? Wer entscheidet das? Die Meinungen gehen wohl selten so weit auseinander wie beim Thema Geschmack. Stell dir vor, wir hätten alle das gleiche Schönheitsempfinden, dann würde doch die vollkommene Langeweile drohen. Die Dinge werden erst schön oder hässlich durch das Alternativangebot. Ohne Licht kein Schatten, aber ohne Schatten auch kein Licht. Die Natur hat es sehr klug eingerichtet, dass wir so unterschiedliche Geschmacksempfindungen haben. Der eine findet korpulent ganz ansehnlich, andere mögen es eher schlank. Blonde Haare oder dunkle, eher dunkle Haut oder eher helle? Eher große Menschen oder eher kleine? Was gefällt dir besser? Um nur ganz wenige Beispiele zu nennen. Das, was du schön findest, finden andere nicht unbedingt auch schön.

Meine Frau kam letztens vom Friseur, und als sie unser Haus betrat, strahlte sie mir entgegen. Sie war begeistert von ihrer neuen Frisur. Der Friseur hatte sich sichtbar Mühe gegeben: neue Haarfarbe, neuer Schnitt, alles perfekt gelegt und geföhnt. Na ja, wie soll ich es sagen, ich musste mich wirklich sehr bemühen, dass es nicht zur größten Ehekrise ausartete. Hätte ich in dem Moment meine wirkliche Meinung geäußert, hätte ich wahrscheinlich auf der Terrasse schlafen dürfen. Wie du bereits vermuten wirst, hat mir die Frisur überhaupt nicht gefallen. Es fiel mir außerordentlich schwer, Begeisterung zurückzustrahlen. Ich bemühte mich um absolute Diplomatie: »Sehr schön, mal was ganz anderes« war so ziemlich das Beste, was ich in dem Moment von mir geben konnte. Über Geschmack lässt sich bekanntlich streiten. Meine Frau war der Meinung, sie hätte die perfekte Frisur. An der Rechnung konnte ich erkennen, dass der Friseur derselben Meinung war. Ich für meinen Teil hielt es für das Sicherste, meine ehrliche Meinung nicht kundzutun. Es gibt halt Momente im Leben, da sollte man sein Gegenüber im Glauben der Perfektion lassen, man erspart sich durch dieses Verhalten einiges.

Äußere Perfektion liegt wie Schönheit im Auge des Betrachters

Genau diese unterschiedlichen Sichtweisen erschweren dem Perfektionisten das Leben. Welchem Geschmacksempfinden sollte man denn nun folgen, um die angestrebte Perfektion zu erreichen? Wahrscheinlich werden Perfektionisten am ehesten nach ihrem eigenen Geschmacksempfinden gehen. Sie werden versuchen, sich den eigenen Vorstellungen gemäß zu perfektionieren. In Wahrheit geschieht das meistens, um den höchstmöglichen Grad an Anerkennung zu erhalten.

Aber ist das in dem Fall nicht der falsche Weg? Ist es nicht sogar ein Widerspruch, sich nach den eigenen Vorstellungen zu perfektionieren, um so höchste Anerkennung zu erhalten? Müsste man nicht eher versuchen, sich so zu formen, wie es das Umfeld am ehesten als perfekt bezeichnen würde? Der Friseur war der Meinung, er wäre nahe dran an der Perfektion, oder er hätte sie sogar erreicht. Ich stand da auf einem anderen Standpunkt. Wer hat nun recht?

Hängt äußere Perfektion von Moden oder dem Urteil Dritter ab?

Vielleicht bist du nun überrascht, wenn ich sage, dass das eigentlich vollkommen gleichgültig ist. Ich denke nämlich, es ist nicht der richtige Weg, sich vom Urteil anderer abhängig zu machen. Was der Friseur und ich gedacht haben, ist erst einmal gleichgültig. Der Weg zu möglichst hoher Wertschätzung kann nur darin liegen, sich mit allen Macken und Dellen so zu akzeptieren und zu lieben, wie man ist. Es ist sinnvoller, sich auf die Selbstakzeptanz zu konzentrieren und sich zu fragen, ob man sich selbst schön findet, meinetwegen auch perfekt. Was andere aus dem Umfeld als Schönheits- oder Perfektionismus-Ideal beschreiben, ist gleichgültig. Oder sollte uns zumindest gleichgültig sein.

Das Recht, sich selbst zu lieben

Letztens war ich bei einem Seminar, ausnahmsweise als Teilnehmer und nicht als Dozent. In der Pause stand ich mit einigen Personen zusammen, wir kamen ins Gespräch und unterhielten uns über die Möglichkeit, uns selbst zu verändern und damit auch die Umwelt beeinflussen zu können. Dabei kamen wir auch auf die Zufriedenheit mit dem eigenen Aussehen zu sprechen. Eine Dame meinte, wer sei denn mit sich selbst schon wirklich zufrieden, wer liebe sich schon selbst so, wie er ist? Worauf ich antwortete: »Ich!« Sie meinte, so etwas gebe es nicht, jeder habe etwas an seinem Äußeren auszusetzen, womit er nicht zufrieden sei. Ich widersprach ihr und meinte, dass sich dies bei mir nicht so verhalte. Also zumindest nicht so, als dass ich etwas an meinem Äußeren nicht akzeptieren würde. Ja, natürlich denke auch ich manchmal, dass zwei oder drei Kilo weniger dabei helfen würden, näher an die eigene Perfektion heranzukommen. Ich achte auch darauf, dass mein Körper im Gleichgewicht ist, also mein Gewicht nicht gesundheitsgefährdende Ausmaße annimmt. Dass ich ein gewisses Maß an gepflegter Optik an den Tag lege. Alles, was ich optimieren kann, versuche ich, in einen guten Zustand zu bringen. Kurz gesagt versuche ich schon, mich konstant zu entwickeln, was jedoch nicht bedeutet, dass ich nicht mit mir im Reinen bin, mich nicht so akzeptiere und liebe, wie ich bin. Das hat nichts mit Perfektion zu tun, sondern mit dem gesunden Drang, zu wachsen und täglich ein Stückchen besser zu werden. Die Unzufriedenheit jener Dame mit sich selbst und ihrem Äußeren schien mir schon grundsätzlicherer Natur zu sein.

Dass ich mich so akzeptiere, wie ich bin und mich selbst auch so liebe, war bei mir nicht immer der Fall. In meiner Jugend sah das ganz anders aus. Ich musste erst einmal lernen, mich selbst zu mögen und zu akzeptieren. Das war ein langer Prozess. In meiner Jugend war ich der Meinung, dass ich nichts kann, nichts bin und mich niemand liebt. Ich fand auch an meinem Äußeren Tausende Sachen, die ich nicht mochte. Wenn ich eine Freundin hatte, führte dies zu extremer Eifersucht. Da ich von mir nicht überzeugt war, hatte ich immer das Gefühl, dass es jemand anderen gab, den meine Partnerin attraktiver finden würde. Um es auf den Punkt zu bringen: Mir fehlte es an Selbstbewusstsein. Mir fiel es schwer zu glauben, dass jemand mich so mögen könnte, wie ich bin. Dies führte dazu, dass ich ständig versuchte, mich größer zu machen, als ich war. Ich zog sehr auffällige Kleidung an und versuchte so, aus der Masse herauszuragen. Ich wollte sichtbarer werden. Sehr früh begann ich dann, Anzug und Krawatte zu tragen. Es sollte mich kompetenter wirken lassen. Mir war alles willkommen, was mir dabei half, mich selbst zu inszenieren. Was mir jedoch dadurch nicht gelang, war, mehr Akzeptanz zu erlangen und dadurch glücklicher zu werden. Ganz im Gegenteil, ich wirkte immer wie verkleidet und unnahbar. Erst mit den Jahren, mit steigenden Erfolgen und mit dem Erreichen von Zielen begann ich, zu mir selbst zu finden und mich nach und nach zu akzeptieren. Meine Sicht auf mich selbst normalisierte sich, zwar nicht von heute auf morgen, aber doch mit den Jahren und mit zunehmenden Erfahrungen. Seitdem weiß ich:

Zu sagen, dass man sich selbst liebt, hat nichts mit Arroganz oder Selbstverliebtheit zu tun, sondern mit dem Recht, zu sich selbst zu stehen. Und dieses Recht hat jeder von uns.
Wir haben das Recht und die Pflicht, uns selbst zu mögen.
Unser Leben ist ein Geschenk, unsere Einzigartigkeit kann uns niemand nehmen.

Bestimmt bist du schon einmal Flugzeug geflogen. Hast du dabei darauf geachtet, welche Anweisung in Bezug auf die Sauerstoffmaske gegeben wird? Zuerst sollst du die Maske selbst aufsetzen, erst dann Kindern und anderen helfen. Nicht anders ist es im Leben. Wenn du nicht zuerst an dich denkst, fehlen dir die Kraft und die Möglichkeit, anderen zu helfen. Wenn du dich nicht liebst und akzeptierst, fällt es dir schwerer, andere anzunehmen. Dies bedeutet nicht, dass du nicht andere lieben kannst, wenn du dich nicht selbst liebst, es wird dir jedoch deutlich schwerer fallen. Wenn du kein gutes Bild von dir hast, wirst du kaum glauben können, dass jemand anderes ein gutes Bild von dir hat. Maskeraden und Verkleidungen helfen dir nur kurzfristig und wenig. Meine Verkleidungen in der Jugend und das Bestreben, mich als perfekt darzustellen, haben mir nur kurzfristig und scheinbar ein gutes Gefühl gegeben und mein Selbstvertrauen ebenfalls nur scheinbar gestärkt. Die Menschen merken jedoch, dass du dich nicht als der gibst, der du bist, dass du dir selbst misstraust, dass du nicht »echt« bist. Und darum bekommst du nicht die Anerkennung zurück, die du dir durch dein Verhalten erhoffst. Das Verstellen deiner Persönlichkeit mit dem Ziel, perfekter zu wirken, schlägt in sein Gegenteil um.

Auch auf die Gefahr, dass ich mich wiederhole: Ich meine mit Selbstakzeptanz und Selbstliebe nicht ein egoistisches, egozentrisches und eingebildetes Verhalten. Ich meine ein gesundes Annehmen seiner selbst in seiner Gesamtheit. Vor allem aber geht es nicht darum, dass du dein Äußeres perfekt findest. Es geht darum, dass du alles an dir so akzeptierst, wie es ist, und das, was sich ändern lässt, vorsichtig zu optimieren versuchst.

Ich bin sicher: Perfektion zu erlangen ist in Bezug auf unseren Körper nicht möglich. Immer mehr Menschen sind der Meinung, dass sie dies anstreben müssten, um perfekt sein zu können. Angetrieben von den Medien und von Prominenten, die es uns vormachen, glauben wir, dass Botox und Co. der richtige Weg sind, dass wir dadurch schöner werden und uns die ewige Jugend erhalten. Es gibt genügend Frauen und Männer, die mittlerweile kaum noch zu erkennen sind, weil sie sich durch Operationen stark verändert haben. Das Schlimme an der Sache ist, dass sie der dadurch erhofften Perfektion nicht wirklich näherkommen. Denn was bedeutet in Bezug auf unser Aussehen schon Perfektion? Du ahnst es: Das ist Geschmackssache.

Die innere Haltung zu dir selbst ist entscheidend

Das Schlimme bei den meisten Selbstoptimierungsmaßnahmen im Sinne von schöner-sportlicher-gestylter-jünger-sexier ist, dass sich die gewünschten Veränderungen meistens nicht herbeiführen lassen. Die Hoffnung, dann mehr akzeptiert zu werden, auch von sich selbst, bleibt in aller Regel unerfüllt. Also geht's ab in die nächste Operation, in der Hoffnung, dass es dann besser wird. Wird es aber nicht.

Unsere Selbstakzeptanz gründet nicht auf der Optik, dem äußeren Erscheinungsbild, sondern auf unserer inneren Haltung zu uns selbst.

Kleine Makel zu akzeptieren, sich selbst zu lieben, hat nichts damit zu tun, wie wir aussehen. Natürlich sehe ich nicht aus wie George Clooney, ich habe kaum Haare, und ein paar Kilo weniger dürften es, wie erwähnt, schon gern sein. Na und? Das, was ich optimieren kann, gehe ich an, weil ich mich auch äußerlich entwickeln will, weil ich mich gern verbessere, aber nicht, weil ich mich nicht so mag, wie ich bin. Wenn du diese Einstellung nicht hast, dann hilft dir auch keine Operation und kein Botox.

Wenn du langsam älter wirst, tauchen die ersten kleinen Falten auf. Das ist ein natürlicher Prozess, der jeden von uns betrifft. Wir verändern uns im Leben, wir werden älter, werden kleiner, schrumpeliger und bekommen lichtere Haare. Na und? Deine Stärke kommt aus dir selbst. Ob du akzeptiert wirst, ob du gemocht und geliebt wirst, hat nicht in erster Linie mit deinem Aussehen zu tun, sondern mit dir als Mensch. Wenn du Perfektion von deinem Aussehen erwartest, dann erwartest du Perfektion an einer Stelle, an der es Perfektion nicht gibt.

Perfekte Landkarte, unperfekte Landschaft

Dich selbst zu akzeptieren ist kein Freifahrtschein, dich hängen zu lassen und nicht an deiner Weiterentwicklung zu arbeiten. Der gesunde Wunsch, das Beste aus dir herauszuholen, hat nichts mit Perfektionismus zu tun. Das hat es erst dann, wenn du auf eine übertriebene Art und Weise versuchst, alles an dir zu verändern, weil du glaubst, nur so Anerkennung zu erhalten. Das Beste ist, dass wir Menschen Makel an anderen mögen. Unser Gegenüber ist uns dann sympathisch, wenn er kleine Fehler aufweist, das macht ihn menschlich. Zudem steigert es unser Selbstwertgefühl, wenn wir sehen, dass auch andere Menschen nicht perfekt sind. Andererseits gilt: Wenn jemand zu perfekt aussieht, dann erscheint er für andere als unnahbar, er wirkt eher kalt. Menschen, die zu perfekt sind, wirken unnatürlich und befremdlich. Schau dir nur an, wenn Menschen versuchen, sich mit Operationen perfekt zu machen, sich aber dabei vor allem entstellen. Sie wirken unnatürlich, fremd, nicht mehr sympathisch.

Bedauerlich ist nur, dass es eben Menschen gibt, die die perfekten Bilder in den unzähligen Zeitschriften sehen und glauben, dieses perfekte Aussehen entspreche der Wirklichkeit.

Perfekt sind die Bilder, nicht die Menschen, die auf ihnen zu sehen sind. Perfekt ist die Landkarte, nicht die Landschaft.

Hier wurde Perfektion betrieben, um ein solches Bild zu produzieren. Wenn man denselben Aufwand mit dir betreibt, kommt ein genauso perfektes Bild heraus, das bist dann aber nicht mehr du, das ist nicht mehr der Mensch, der du bist.

Bitte lass dich durch die Medien nicht verunsichern und nicht dazu verführen, unnötige Veränderungen an dir durchzuführen. Wenn du aber doch Überlegungen in dieser Richtung anstellst, dann denk genau über das Warum nach. Warum meinst du etwas verändern zu müssen, was ist dein Nutzen, was ist dein Mehrwert? Bringt diese Veränderung dich nach vorn, hat sie positive Auswirkungen auf dich, macht sie dich sympathischer?

Auch das Unperfekte kann zum außergewöhnlichen Erfolg beitragen

Ein Beispiel in diesem Zusammenhang ist die Schlagersängerin Anna-Maria Zimmermann, ebenfalls bekannt aus DSDS. Sie überstand 2010 auf dem Weg zu einem Auftritt einen schlimmen Hubschrauberabsturz und überlebte mit mehreren Knochenbrüchen und inneren Verletzungen. Ihr linker Arm blieb durch den Unfall gelähmt, eine Narbe zieht sich nahezu über den ganzen Oberarm. Sie steht trotzdem regelmäßig im Rampenlicht, performt auf der Bühne und wird für Fotoshootings gebucht. Sie weigert sich strikt, ihre Narbe zu verstecken, bei Fotoshootings verbietet sie, die Narbe zu retuschieren. Sie verlangt, dass sie so sichtbar ist, wie sie ist. Sie meint, jeder habe doch irgendetwas an sich, was ihm nicht gefällt, womit er nicht zu 100 Prozent zufrieden sei. Sie steht zu sich selbst, sie akzeptiert sich so, wie sie ist, sie ist der Meinung, jene, die Narbe gehöre zu ihr und zu ihrem Leben. Das ist doch eine fantastische Einstellung. Solche Menschen sollten wir uns als Vorbild nehmen und uns an ihnen orientieren. Diese Einstellung hat für mich mehr mit Perfektion zu tun, als sich Gedanken darüber zu machen, wie man sich durch Operationen und andere Eingriffe verschönern könnte.

Vielleicht hast du den Film »Bohemian Rhapsody« gesehen. Der Film behandelt die Geschichte Freddie Mercurys von der Gründung der Band Queen bis zum Auftritt bei dem Live-Aid-Konzert 1985, sechs Jahre vor seinem Tod. Das ist ein fantastischer Film, auch wenn er nicht immer, oder sogar eher selten, bei der historischen Wahrheit der Queen-Geschichte bleibt. Aber er zeigt, wie nahe Wahnsinn und Genie beieinanderliegen. Mir ist eine besondere Szene im Gedächtnis geblieben. Es ist die Szene, bei der sich Freddies künftige Bandmitglieder – er versucht gerade, Teil der Band zu werden – über seine Zähne lustig machen. Sie ziehen über sein Aussehen her und sind der Meinung, dass jemand mit solchen Zähnen nicht geeignet sei, Leadsänger zu sein. Freddie Mercury antwortet auf diese Hänseleien selbstbewusst, dass er nie im Leben etwas an seinen Zähnen ändern wird. Ganz im Gegenteil, er sei stolz darauf, dass sein Gebiss so sei, denn genau dieses würde ihm einen deutlich größeren Mundhöhlenumfang bescheren, der für sein gewaltiges Stimmvolumen verantwortlich sei. Es ist schon sehr bewundernswert, wie er mit der Situation umging – und wie recht er dabei auch noch hatte. Leider hat er sein Leben an anderer Stelle nicht in den Griff bekommen und kam, wie sehr viele andere Stars, mit dem Wahnsinnsruhm nicht zurecht. Seine zusätzlichen Zähne im Oberkiefer haben ihn jedoch in keiner Weise daran gehindert, berühmt zu werden, ganz im Gegenteil, sie wurden sein Erkennungs- und Markenzeichen, sie haben dazu beigetragen, dass er so erfolgreich wurde.

Auch das Beispiel Freddie Mercury zeigt – wie das Beispiel Anna-Maria Zimmermann –, dass äußere Perfektion keine Voraussetzung dafür ist, erfolgreich sein zu können. Und zuweilen trägt gerade das Unperfekte zum außergewöhnlichen Erfolg bei.

Nimm dir Zeit zum Nachdenken

Entscheidend ist die Vorstellung, die du von dir selbst hast:

- Kannst du dich so annehmen, wie du bist?
- Gelingt es dir, Ja zu dir selbst, zu deinem Äußeren und zu deiner Persönlichkeit zu sagen?

Wie ist deine innere Haltung zu dir selbst?

Das Potenzial seiner Stärken nutzen

Perfektionisten haben den Drang, ihre Schwächen zu beseitigen. Das ist an sich nicht verwerflich. Wer sich immer weiter optimiert und verbessert, sorgt dafür, dass er leistungsstärker und vielleicht am Ende sogar effizienter agiert. Schädlich wird diese Haltung erst dann, wenn er sich mehr auf seine Schwächen als auf seine Stärken konzentriert.

Dein Entwicklungskapital und -potenzial liegt vor allem im Ausbau deiner Stärken begründet, seltener im Versuch, deine (vermeintlichen) Schwächen perfekt auszubügeln oder zu kaschieren.

Natürlich gibt es Ausnahmen. Nehmen wir an, du spielst, wie ich, Saxofon und du möchtest gern ein Stück auf einer Bühne vortragen. Jetzt entscheidest du dich, nicht allein zu spielen, sondern in einer kleinen Gruppe von drei Leuten. Du spielst sehr gut, hast die Noten im Griff, der Rhythmus passt. Es scheint alles auf einem guten Weg zu sein. Deine Stärke liegt in der Improvisation. Du schaffst es, ein richtig cooles Solo zu spielen. Was dir nicht gelingt, ist der richtige Einsatz an zwei Stellen, jedes Mal verpasst du den richtigen Moment. Den richtigen Einsatz zu finden gehört zu deinen Schwächen. In dem Fall ist es notwendig, intensiv an dieser Schwäche zu arbeiten, sie zumindest abzumildern, um eine gute Harmonie herzustellen.

Es gibt also durchaus Situationen, in denen es wichtig und richtig ist, Fehlerquellen auszutrocknen. In der Regel solltest du dich jedoch deutlich mehr auf deine Stärken konzentrieren. Der Grund liegt darin, dass es den meisten Menschen mehr Freude bereitet, sich mit den Stärken zu beschäftigen, also Veränderungen auf einer positiven Grundlage anzugehen. Es macht uns halt einfach mehr Spaß, das zu tun, was wir gut können, als das, was wir nicht so gut können.

Jeder von uns hat sie, die Stärken und die Schwächen, und das ist gut so, sonst wären wir ja alle gleich. Wichtig ist, auch die Schwächen zu akzeptieren. Steh zu deinen Schwächen, versuch nicht verkrampft, sie zu beseitigen, es sei denn, sie hindern dich daran, deine Aufgaben optimal zu erfüllen. Es ist zielführend und konstruktiv, an ihnen zu arbeiten, aber dies darf nicht auf eine verkrampfte Art und Weise und nicht mit aller Gewalt geschehen.

Ich habe eine furchtbare Handschrift (das behaupten ja viele von sich), und ich übertreibe nicht, sie ist wirklich kaum zu lesen. Außerdem mache ich viele Rechtschreibfehler, denn ich bin im Grunde Legastheniker. In meinen Seminaren arbeite ich gern mit dem Flipchart, man kann nur auf diese Weise etwas mit den Zuhörern gemeinsam entwickeln. An dem Punkt komme ich nicht darum herum, etwas aufzuschreiben, auch spontan. Früher habe ich mit aller Gewalt versucht, die Arbeit am Flipchart zu vermeiden und nur Begriffe zu nutzen, die ich kannte und bei denen ich ganz genau wusste, wie man sie schreibt. Wenn es dann doch zu einem Fehler kam, erfolgte natürlich direkt eine Meldung aus dem Publikum. Heute gehe ich viel offener damit um. Ich erkläre den Teilnehmern gleich am Anfang, aus welchen Gründen es bei mir zu Rechtschreibfehlern kommen kann, und ich bitte um Verständnis für meine Schrift. Ich sage immer sehr akzentuiert, was ich notiere, damit jeder für sich mitschreiben kann. Es gibt so gut wie niemanden, von dem ich keine Akzeptanz erhalte. Im Gegenteil, meist bekomme ich sofort Unterstützung. Wenn die Teilnehmer merken, dass ich nicht genau weiß, wie ein Wort geschrieben wird, helfen sie mir. Ich kann mich seither auf meine Stärken, also die Inhalte und deren Darbietung, konzentrieren, und konnte bezüglich dieser Punkte tatsächlich so etwas wie Perfektion erreichen.

Ich verwende den Begriff Perfektion an dieser Stelle ganz bewusst, um zu zeigen, dass ich eine Weiterentwicklung eben nicht durch die mühsame Arbeit an meinen Schwächen, sondern durch die bewusste Offenlegung meiner Schwächen und die dadurch mögliche Fokussierung auf meine Stärken erzielen konnte. Die Geschichte meiner Legasthenie, die man ja durchaus auch als Leidensgeschichte erzählen könnte, zeigt einmal mehr, dass Menschen Menschen mit kleineren Schwächen mögen. Das macht uns sympathisch und zeigt uns, dass wir nicht die Einzigen sind, die kleine oder auch größere Mankos haben. Jeder hat seinen Rucksack mit Unzulänglichkeiten zu tragen.

Perfekte Eltern: Gibt es das überhaupt?

Wir wollen doch alles nur richtig machen, es vielleicht sogar noch besser machen als unsere Eltern. Es wäre doch so schön, den eigenen Kindern einen möglichst leichten Weg in ihre Zukunft zu bereiten. Ihnen möglichst viel von dem auf den Weg zu geben, das ihnen hilft, ein erfolgreiches und glückliches Leben zu führen. Sie so zu erziehen, dass sie verantwortungsvoll, zuvorkommend, höflich, rücksichtsvoll und dann auch noch ehrgeizig sind. Als Eltern so richtig perfekt sein – hört sich doch erst mal ganz schön an, oder? Zumindest war das mein Gedanke, als sich unser erstes Kind, als sich mein erstes Kind ankündigte.

Mein Ziel war es, alles möglichst perfekt vorzubereiten. Aber dabei stellte sich natürlich die Frage, was das konkret bedeutet: perfekt sein als Eltern oder perfekte Eltern sein. Bedeutet dies, den Kindern möglichst viel Freiraum zu lassen? Oder vielleicht doch eher mit Härte und Disziplin an die Erziehungsfrage heranzugehen? Um nur die beiden Extreme zu nennen. Also: Welche Erziehungsmethode ist die beste und führt zum perfekte(ste)n Ergebnis?

Das Erste, das ich dachte, als ich am 29.12.2001 meinen Sohn in den Händen hielt, war: »Jetzt bloß nicht fallen lassen!« Der zweite Gedanke war: »Oh, mein Gott, was mache ich denn jetzt mit ihm?« Er war so klein und zerbrechlich, ich wusste nicht mal, wie man ihn richtig hält. Ich hatte keinerlei Ahnung von Kindern, hatte noch nie solch ein kleines Wesen im Arm gehalten. Ich hatte bis dahin nahezu keinen näheren Kontakt zu Kindern gehabt. Im Bekannten- und Verwandtenkreis hatte niemand kleine Kinder, für mich war das alles absolutes Neuland. Ich war sehr unsicher und hatte natürlich Angst, etwas falsch zu machen.

Ein paar Jahre vorher hatten wir uns einen Hund zugelegt, mit dem wir eine Hundeschule aufsuchten. Dort wurde uns beigebracht, wie man richtig mit dem Tier umgeht. Was bei der Ernährung zu beachten ist, was bei der Erziehung. Schließlich wollten meine Frau und ich nicht, dass es über uns hieß, das eigentliche Problem befinde sich auf der anderen Seite der Hundeleine. Es gibt Hundetrainer, die erzählen, dass sie den Hauptteil der Trainingszeit mit den Menschen verbringen, mit Herrchen und Frauchen … Auf jeden Fall wurden wir in der Hundeschule gut auf den Umgang mit unserem Hund vorbereitet. Wir fühlten uns sicher oder hatten zumindest das Gefühl zu wissen, was zu tun sei.

Was hat die Hundeschule mit unserem Sohn zu tun? Nun, als ich meinen Sohn in den Armen hielt, fragte ich meine Frau, wie und wo wir denn den Umgang mit unserem Kind erlernen könnten. Wo gab es dafür eine »Hundeschule«? Aber auch meine Frau konnte diese Frage nicht konkret beantworten, auch sie hatte zuvor kaum Berührungspunkte mit kleinen Kindern gehabt. Die Folge war eine große Verunsicherung. Wie wird er gefüttert, wie wechseln wir die Windeln, was machen wir, wenn er weint, woran erkennen wir, dass er Schmerzen hat … Fragen über Fragen. Ich war dann doch verwundert, dass es nicht so etwas wie eine Art »Hundeschule« gab, in der Eltern erst einmal die Basics kennenlernen konnten. Sicherlich, es gab die Hebamme, an die wir unsere Fragen richten konnten. Und nach und nach erfuhren wir von Institutionen, an die wir uns wenden konnten. Aber trotzdem: Es erstaunte uns, dass es Hundeschulen gibt, aber keine Babyschulen. Gut, man wächst da hinein, den ein oder anderen Tipp konnten wir uns auch bei unseren Eltern holen. Wir haben uns letztendlich für den goldenen Mittelweg entschieden und bei unseren Erziehungsprinzipien Aspekte der Disziplin mit Freiheitsaspekten verknüpft. Eltern sein stellt eine wirkliche Herausforderung dar.

Worauf es mir ankommt:

In Erziehungs- und Kinderfragen kommst du mit Perfektions-Anspruch nicht wirklich weit. Die Überzeugung, in der Erziehung stets richtig handeln zu können und zu müssen, ist unsinnig. Dazu ist der Umgang mit Kindern einfach viel zu individuell, situationsbezogen und zu emotional.

Jeder Mensch hat seine Ecken und Kanten, ist fehlbar und macht Fehler. Wir sind keine Maschinen, sondern Wesen mit Emotionen. Hier geht es darum, die beste Balance zu finden. Was ich festgestellt habe: Die besten Entscheidungen kommen oft aus dem Bauch, intuitiv getroffene Entscheidungen erweisen sich häufig als richtig oder zumindest nicht falsch. Wer aus der Angst heraus, etwas falsch zu machen, ständig den Blick in diverse Erziehungsratgeber wirft, um »alles perfekt« zu machen, blockiert sich und seine natürlichen Impulse in Erziehungsfragen. Darum ist die Entscheidung, dem Bauchgefühl zu vertrauen, nicht die schlechteste.

Zudem besteht eine Familie aus unterschiedlichen Charakteren, jedes Elternteil hat seine eigene Persönlichkeit, und jedes Kind ebenfalls. Was bei dem einen Kind der richtige Weg ist, muss es beim nächsten nicht sein. Es geht immer darum, auf das Wesen des einzelnen Kindes einzugehen und seine Erziehungsmethoden entsprechend anzupassen. Wir haben als zweites Kind ein Mädchen bekommen, dieses reagiert zum Beispiel auf Konsequenzen ganz anders als der Junge. Natürlich haben wir von Anfang an Dinge anders gemacht als beim ersten Kind, auch Eltern lernen nun mal dazu. Eltern, die sich für mehrere Kinder entscheiden, sind in der glücklichen Lage, immer mehr richtig machen zu können, indem sie aus den Fehlern, die sie bei ihrem ersten Kind gemacht haben, lernen. Obwohl sich eine Erziehungsmethode oder Erziehungsmaßnahme, die sich bei unserem Sohn als falsch herausgestellt hat, bei der Tochter als die genau richtige erweisen kann. Oder umgekehrt ...

Mit Perfektion hat all dies wenig zu tun. Ein perfekt agierendes Elternteil zu werden, ist schlichtweg unmöglich. Wir können nur unser Bestes geben, nach bestem Wissen und Gewissen handeln und den Prinzipien und Überzeugungen, für die wir uns entschieden haben, möglichst treu bleiben. Wir können uns natürlich weiterbilden, Bücher lesen, es gibt ja unzählige Ratgeber. Für mich war das allerdings immer fragwürdig. Denn welche Erziehungsmethoden zum erwünschten Ergebnis führen, lässt sich doch nur auf den individuellen Einzelfall bezogen feststellen. Wir sollten Ratgeberliteratur als Impulsgeber verstehen, bei denen wir selbst entscheiden müssen, was uns tatsächlich weiterhilft – das gilt übrigens auch für den Ratgeber, den du gerade liest.

Es gibt nach meiner Beobachtung auch in unserer offenen und freiheitlichen Gesellschaft immer noch viele Eltern, die unter einem perfekten »Erziehungsergebnis« ein Kind verstehen, das sich in jeder Situation zu benehmen weiß. Allerdings: Streitigkeiten, Ungehorsam und Aufmüpfigkeit gehören doch in Wahrheit zum Familienleben dazu, oder? Soll das Kind ein reiner Ja-Sager werden? Sicher doch nicht, oder? Es soll sich in der Welt auch durchsetzen können. Wenn es keine Diskussionen gibt, in denen das Kind sich behaupten muss und kann, wie soll es das sonst fürs Leben lernen? Wie soll das Kind Konflikte beherrschen und lösen lernen? Auf der anderen Seite: Ein reiner Nein-Sager mit einprogrammierter Verweigerungshaltung ist auch nicht der Weisheit letzter Schluss.

Dem Kind das Selbstvertrauen zu geben, das es benötigt, um sich stark und sicher zu fühlen – das ist aus meiner Sicht die bessere Lösung. Für die Kinder immer da zu sein, wenn sie uns brauchen, Verständnis zu zeigen und Grenzen zu setzen sind sicher gute Ansätze. Darum noch einmal:

In Erziehungsfragen ist der Begriff »Perfektion« vollkommen fehl am Platze. Am besten, du ersetzt ihn in diesem Zusammenhang durch Verständnis, oder simpel durch: Liebe.

Als Eltern Impulse geben

Wir waren und sind stolz, dass unsere Kinder uns in ihr Leben einbinden und der Meinung sind, dass wir sie bei Problemlösungen unterstützen könnten. Wichtig dabei ist, Impulse zu geben, durch die Lösungswege eröffnet werden – dazu zwei Beispiele.

Als mein Sohn gerade 17 Jahre alt geworden war, hatte er in der Schule Probleme mit einer Lehrerin. Er fühlte sich von ihr ungerecht behandelt. Wir haben ihn dazu erzogen, solche Dinge direkt anzusprechen und zu klären. Die Lehrerin ging jedoch auf sein Anliegen nicht ein. Meine Frau versuchte über das Sekretariat einen Termin mit der Dame zu vereinbaren. Diese lehnte das Gespräch mit der Begründung ab, sie könne nicht mit allen Eltern persönliche Gespräche führen. Daraufhin habe ich die Lehrerin angeschrieben und auf einen Termin bestanden. Sehr verwundert rief sie mich einen Tag später an, sie war überrascht, dass wir uns so sehr für unseren doch schon 17-jährigen Sohn einsetzen. Das müsse er doch wohl selbst können. Ich habe ihr erläutert, dass wir ein sehr gutes Verhältnis zu unseren Kindern haben, immer für sie da sind und sie bei Konflikten unterstützen. Für sie war das wohl sehr ungewöhnlich, für uns ist es das nicht. Was ist nun der richtige Weg? Die Kinder mit dem Problem allein klarkommen lassen? Oder sie dazu animieren, es erst mal selbst zu klären, und dann Unterstützung geben? Oder ihnen von vornherein zur Seite springen? Wir haben die Erfahrung gemacht, dass es richtig ist, wenn wir unsere Kinder unterstützen. Zugleich haben wir immer Wert darauf gelegt, dass sie sich auch selbst helfen und Lösungswege finden können. Wir erhalten dafür ihr Vertrauen und können uns absolut auf sie verlassen.

Nun zum zweiten Beispiel: Unsere Tochter kam mit einer Freundin zu uns, die furchtbar weinte und am Boden zerstört war. Die Freundin war damals mit 15 Jahren etwas älter als unser Kind. Die Freundin fühlte sich von den Eltern vernachlässigt. Diese mussten viel arbeiten und kamen oft erst abends spät nach Hause, niemand machte mit ihr Hausaufgaben. Das Essen musste sie sich selbst zubereiten. Sie fand in den Eltern keine Gesprächspartner und erhielt keinerlei Unterstützung. Unsere Tochter fragte uns um Rat. Meine Frau und ich haben uns darum intensiv mit dem Mädchen unterhalten. Wir haben ihr empfohlen, das Gespräch mit dem Schulpsychologen zu suchen, damit dieser zwischen den Eltern und ihr ein klärendes Gespräch herbeiführen kann. Wir haben zusätzlich angeboten, dass wir, wenn dies nicht zum Erfolg führt, auch gern mit den Eltern Kontakt aufnehmen können. Dies hielt ich jedoch erst in einem zweiten Schritt für nützlich. Es ist nie vorteilhaft, wenn sich andere Eltern einmischen. Zum Glück hat das Gespräch mit der Schulpsychologin den gewünschten Effekt gebracht.

Darf und muss unser Verhalten in den zwei Beispielen als perfekt bezeichnet werden? Ich denke nicht. Wir haben unser gestecktes Ziel zwar jeweils erreicht. Das hat aber nichts mit Perfektion zu tun. Entscheidend ist vielmehr, zu seinen Prinzipien und Überzeugungen zu stehen und sich verstehend und einfühlsam auf die Vorstellungswelt der Kinder und Jugendlichen einzulassen. Ich bin sicher: Den perfekten Weg gibt es im Umgang mit seinen Kindern nicht!

Wohin elterlicher Perfektionismus führen kann

Als Elternteil kannst du nicht alles richtig machen. Bitte verabschiede dich von diesem Gedanken! Wichtiger ist es, die Augen und das Herz offenzuhalten und zu erkennen, wenn die Kinder Unterstützung brauchen oder sich in eine falsche Richtung entwickeln. Sei für sie da, wenn sie dich brauchen, und unterstütze sie in ihrer Entwicklung. Jeder Mensch ist für sein Leben selbst verantwortlich, auch deine Kinder. Zeig ihnen den richtigen Weg, nur lass sie ihre eigenen Erfahrungen machen. Wenn sie Rat suchen, sei für sie da, wenn sie Fehler machen möchten, lass sie sie machen. Was für uns gilt, gilt auch für unsere Kinder – sie wachsen an und mit ihren Fehlern.

Was drängt uns dazu, in Bezug auf unsere Kinder alles richtig machen zu wollen? Woher kommt die Angst, etwas falsch zu machen? Vielleicht trägt die perfekte Welt, die uns in vielen Serien, Zeitschriften und Ratgebern vorgegaukelt wird, eine Mitverantwortung. Erziehung und das Zusammenleben in einer Familie haben Höhen und Tiefen, dies müssen wir akzeptieren. Es läuft nicht immer alles so, wie wir uns das wünschen. Gerade wenn jemand alleinerziehend ist, kann dies dazu führen, noch perfekter sein zu wollen, noch mehr richtig oder noch weniger Fehler machen zu müssen. Als alleinerziehendes Elternteil wächst oft die Angst davor, etwas falsch zu machen, weil die Verantwortung bei nur einer Person liegt, ins Unermessliche. Oft haben Alleinerziehende das Bedürfnis oder den Eindruck, das fehlende Elternteil ausgleichen zu müssen. Dies erhöht den Druck, Perfektion erreichen zu müssen, und führt dazu, dass sie verkrampfen und strenger und ungeduldiger reagieren. Manchmal erfolgt genau das Gegenteil, sie vernachlässigen Disziplin und Regeln, weil sie die Kinder nicht überfordern wollen – sie haben es ja schwer genug, da ein Elternteil fehlt.

Interessant ist die Meinung des mittlerweile verstorbenen Tübinger Kinderpsychiaters Professor Dr. Reinhart Lempp (siehe dazu Leger, Elke: Perfektion: das falsche Ziel für Eltern). Reinhart Lempp vertrat die Auffassung, für das Kind sei weniger die Familienform von Bedeutung, in der es aufwächst, als vielmehr der Inhalt. Damit ist das Klima gemeint, das in der Familie herrscht; unabhängig von ihrer Vollständigkeit oder

Unvollständigkeit, mithin unabhängig von ihrer »Normalität«. Das, was Kindern vielleicht fehlt, weil ein Elternteil nicht verfügbar ist, holen sich die Kinder aus dem Umfeld, zum Beispiel bei Tanten, Onkel, Großeltern, Nachbarn oder Freunden.

Eltern, die in der Erziehung zu perfektionistische Ansprüche stellen, fordern häufig einen sehr hohen Preis von ihren Kindern. Ein Kind, das keine Fehler machen und keine schlechte Note mit nach Hause bringen darf oder im Sport, im Musikunterricht oder beim Tanzen immer die perfekte Leistung erbringen muss, ist rasch hoffnungslos überfordert.

Der Hintergrund der perfektionistischen Ansprüche besteht oft darin, dass die Kinder die unerfüllten Träume der Eltern nachholen sollen. Sie sollen stellvertretend etwas erreichen, was diese selbst nicht erreicht haben.

Der bekannte und sehr erfolgreiche Tennisspieler Andre Agassi berichtet in diesem Zusammenhang, dass sein Vater ihn sehr geliebt habe, er aber manchmal gewünscht hätte, dass er ihn weniger geliebt hätte. Sein Vater hatte bezüglich der Tenniskarriere des Sohnes einen Plan, den er diszipliniert und mit unbarmherziger Strenge verfolgte. Zu Hause war die Stimmung davon abhängig, ob Andre gut trainiert hatte oder nicht. Es lag ein immenser Druck auf ihm. Zu verlieren bedeutete in seiner Familie, dass es allen anderen schlecht ging. Der Vater konnte Niederlagen nicht akzeptieren. Bereits mit vier Jahren schaute Andre – so Agassi in einem Interview mit der Süddeutschen Zeitung (Agassi 2010) – seinen Geschwistern beim Spielen zu und hoffte, dass sie gewännen, was nicht oft genug gelang, sodass alle Hoffnungen des Vaters auf ihn projiziert wurden. Dies führte letztendlich dazu, dass er alles hasste, was mit dem Tennissport zu tun hatte. Tennis als Lebensinhalt hat Andre Agassi wohl nie akzeptieren können. Der damit verbundene Ruhm und der Reichtum führten lediglich dazu, sein Leben etwas erträglicher zu gestalten. In Bezug auf die Erziehung seiner eigenen Kinder führt er aus, dass er versuchen würde, seinen Kindern Mitgefühl beizubringen. Er will ihnen zeigen, was Nächstenliebe bedeutet. Ihm geht es vor allem um Bildung und Charakterbildung. Im Rückblick bedauert er sehr, dass ihm selbst eine solche Ausbildung nicht zuteilwurde. Allerdings hat das perfektionistische Streben des Vaters in anderen Lebensbereichen seine tiefen Spuren hinterlassen. In dem Interview sagt Andre Agassi (Agassi 2010) über seinen Perfektionismusanspruch im Alltag:

»*Ein großer, ein sehr großer, den wir beide*« – gemeint sind die heutige Ehefrau von Agassi, Steffi Graf, und er selbst – »*auch haben. Das wird sich bei mir auch nicht mehr ändern. Wenn ich mich für etwas entscheide, muss es perfekt werden, egal, ob in der Küche, für die Familie, im Geschäft.*«

Das Perfektionsstreben seines Vaters hat Andre Agassi zu einem der erfolgreichsten Tennisspieler gemacht, aber so ist ihm auch das Glück in der Jugend verwehrt worden. In dem erwähnten Interview heißt es sogar: »Ich hatte eine deformierte Kindheit.« Um Spitzenleistung erzielen zu können, bedarf es der Perfektion, gleichzeitig bleibt jedoch eine ganze Menge auf der Strecke. Ich glaube, es gibt glücklichere Wege als den über einen übersteigerten Perfektionismus, um erfolgreich zu werden. Kinder brauchen Eltern, die für sie da sind, die ihnen Grenzen setzen, die sie fördern, die ihnen Wärme und Geduld geben, also Eltern, die ihnen Halt und Orientierung geben. Kinder brauchen Möglichkeiten, sich selbst entfalten zu können. Wenn du dabei als Elternteil die richtige Balance findest, handelst du aus meiner Sicht richtig.

Nimm dir Zeit zum Nachdenken

Das Beispiel von Andre Agassi zeigt, dass der Perfektionsgedanke der Eltern vielleicht dazu beitragen kann, aus Kindern sehr erfolgreiche Menschen zu machen. Nur: Zu welchem Preis? Ist es das wert? Sind die Kinder im Alter wirklich dankbar dafür? Gibt es nicht andere Wege, zum Beispiel die, die Agassi ausführt, um seine Kinder auf das Leben vorzubereiten und ihnen einen glücklichen Start zu ermöglichen?

Läufst du Gefahr, bei der Erziehung deiner Kinder oder auch in einem anderen Bereich deines Privatlebens einem Perfektionsstreben zu folgen, das kontraproduktiv ist oder gar schädlich?

Perfektionismus und Politik

Was hältst du von unseren Politikern? Manche sagen: »Alles machen sie falsch, jeder könnte es besser als die da oben. Die kümmern sich um nichts und treffen Fehlentscheidungen, wenn sie überhaupt mal was entscheiden. Kassieren dickes Geld auf unsere Kosten und kriegen nichts gebacken. Dann wählen wir doch beim nächsten Mal lieber eine der Protestparteien.« Solche und ähnliche Aussagen höre ich oft in Alltagssituationen.

Manchmal mische ich mich in diese Gespräche ein: »Entschuldigung, ich habe unbeabsichtigt Ihr Gespräch mitbekommen, Sie scheinen ja politisch sehr aktiv zu sein. In welcher Partei engagieren Sie sich denn, wenn ich fragen darf?« Allein die Blicke, die mir dann entgegenkommen, sind es schon wert, mich eingemischt zu haben. »Wie, engagieren? Nö, mit Politik haben wir nichts am Hut.«

Das ist traurig. Diese Menschen schimpfen über alles und sind der Meinung, es besser machen zu können. Sie wollen sich aber für nichts einsetzen, nicht aktiv werden, sich mit keinem der Themen intensiver beschäftigen. Es genügt ihnen, alles pauschal herunterzumachen. Es würde Zeiteinsatz bedeuten, und dann stünde man ja selbst im Kreuzfeuer und müsste seine Entscheidungen verteidigen. Dann doch lieber gemütlich im Café sitzen und über alles schimpfen.

Wahrscheinlich lebst auch du in Deutschland und damit in einem der wohlhabendsten Länder der Welt. Wir haben eine sehr stabile und gut organisierte Politik. Uns geht es besser als je zuvor. Ja, es gibt Schwachstellen, es gibt Dinge, die dringend optimiert werden müssen. Ja, es gibt Fehlentscheidungen, und es ist bei Weitem nicht alles perfekt, allerdings ist es besser als in den meisten anderen Ländern. Deutschland ist in der ganzen Welt angesehen, wir haben uns in den letzten Jahrzehnten stetig weiterentwickelt. Wir genießen einen großartigen Ruf und wir bringen Leistung, wir helfen dabei, den Frieden auf der Welt zu erhalten und zu fördern.

Bitte nehmt mir in dieser Sache meine Emotionen nicht übel. Ich engagiere mich ein wenig in der Politik und bin im Vorstand einer Hilfsorganisation. Daher weiß ich, wie schwierig es ist, Menschen dafür zu begeistern, aktiv zu werden und sich für das Gemeinwohl einzusetzen, mitzumachen und etwas zu bewirken.

Vielleicht fragst du jetzt, was das mit Perfektionismus zu tun hat. Nun: Vor allem von den Spitzenpolitikern wird Perfektion verlangt. Sie sollen in jeder Situation eine Topleistung erbringen, eben perfekt sein. Wobei die Definition dessen, was Perfektion ist, von der Wahrnehmung und Beurteilung des beurteilenden Menschen abhängig ist. Jeder Mensch hat andere, hat eigene Bedürfnisse, und darum definiert er die »perfekte Leistung« eines Spitzenpolitikers immer aus seiner Sicht und mit seiner Wahrnehmungsbrille auf der Nase. Darum gilt: Was der eine als perfekt bezeichnet, finden andere beim besten Willen nicht perfekt. Aber ganz gleich, um welche konkreten Erwartungen es im Detail geht: Eine perfekte Leistung wird so gut wie immer erwartet!

Perfektion im Sinne der Erfüllung aller Erwartungen der Menschen, um die sich ein Politiker kümmern soll, kann man nicht erlangen, das ist schlichtweg unmöglich. Politik ist eine Gratwanderung. Es gibt zu viele Einflüsse, zu viele Aspekte, die berücksichtigt werden müssen. Vieles kann ein Politiker nicht allein entscheiden, es gibt Koalitionen und damit Koalitionspartner. Hier bedarf es des Kompromisses, damit ein Regieren überhaupt möglich wird. Manchmal weiß man schon vor der Entscheidung, dass es nicht die perfekte Lösung ist, dass es nicht die perfekte Lösung sein kann. Fest steht aber auch: Eine Entscheidung muss nun einmal getroffen werden. Und manchmal ist die Entscheidung einfach nur das beste aller Übel. Zuweilen sitzt ein Politiker zwischen zwei Stühlen und darf keine Seite zu sehr verärgern, dann ist Diplomatie gefragt. Diplomatie hat selten etwas mit Perfektion zu tun. Denn Perfektion und Kompromisse – das passt selten zusammen.

Politiker kennen sich nicht in allen Bereichen aus, das ist unmöglich, und das müssen sie auch nicht, dafür gibt es Fachgremien und Fachberater. Die Aufgabe eines Politikers – diese Aussage meine ich von Barack Obama gehört zu haben – besteht darin, aus den unterschiedlichen Aussagen, Sichtweisen und Einflüssen die Meinung zu entwickeln, die dem Ziel am nächsten kommt, auch wenn die Lösung nicht immer den eigenen Idealen entspricht. In der Politik geht es ums Abwägen, um die Lösungsfindung, um das Treffen von Entscheidungen. Nicht um Perfektion.

Wir müssen nicht alles gut finden, was »die da oben« machen und entscheiden, wir können durchaus anderer Meinung sein. Das ist sogar sehr wünschenswert! Das Gebot der Fairness erfordert es jedoch, sich in die Situation eines Politikers, der entscheiden und handeln muss, zu versetzen und zu versuchen, seine Entscheidungen zu verstehen. Es geht nicht um Zustimmung, sondern darum, zu begreifen, warum eine Entscheidung getroffen wurde. Entscheidungen infrage zu stellen, weil man der Meinung ist, ein anderer Weg sei der bessere, ist legitim. Einfach nur alles pauschal schlechtzureden und trotzdem von der Politik perfekte Lösungen zu erwarten, ist keine Option. Besser ist es, einen Alternativvorschlag zu unterbreiten und sich für dessen Umsetzung zu engagieren.

Starke Impulse und Denkanstöße aus Kapitel 2

- Einmischung führt unweigerlich zu Konflikten.
- Verändere die Wahrnehmung deiner Mitmenschen und du veränderst, wie Menschen auf dich zugehen.
- Hinter dem Perfektionsdrang verbirgt sich oft die Angst, nicht anerkannt zu werden, beziehungsweise der Wille, Akzeptanz zu erhalten.
- Lege den Fokus deines Veränderungswillens auf die Situationen, die du beeinflussen kannst.
- Es ist richtig und klug, sich auch einmal mit dem Mittelmaß zufriedenzugeben.
- Es gibt das Recht, sich selbst zu lieben.
- Entscheidend für den Umgang mit Perfektionismus ist die Haltung, die ein Mensch zu sich selbst einnimmt.
- Das Entwicklungskapital und -potenzial eines Menschen liegt vor allem in seinen Stärken begründet.
- In Erziehungsfragen hat der Perfektionismus nichts zu suchen.

Kapitel 3: Mit Mut zur Lücke zur glücklichen Beziehung

Wir alle wünschen uns das: einen Menschen, der uns liebt, der immer für uns da ist, der uns unterstützt, mit dem wir uns nie streiten und im Idealfall das ganze Leben lang zusammenbleiben! Hört sich doch fast wie ein Märchen an – oder? In den Medien hören wir doch eigentlich immer nur von Trennungen, Streitereien und unglücklichen Paaren. Wie sollen wir denn da noch an eine funktionierende Partnerschaft glauben? Wenn wir auf unsere eigene Beziehung schauen, dann gibt es doch auch dort trotz aller Liebe und Zuneigung auch Streitigkeiten, unterschiedliche Meinungen, Diskussionen, manchmal sogar Lügen, vielleicht auch mal ein wenig Neid. Neben allen schönen Momenten gibt es auch Augenblicke und Situationen, in denen es nicht so gut läuft und in denen nicht alles so perfekt ist, wie wir uns das wünschen.

Auch wenn wir uns das sehnlichst wünschen: Es gibt wahrscheinlich kaum eine Beziehung, in der alles immer nur rosarot ist. Wie aber sollen wir damit umgehen? Ist das ein Grund zur Trennung, ist es nicht besser, sich sofort auf die Suche nach dem perfekten Partner aufzumachen? Nein, natürlich nicht.

Perfektion in der Beziehung heißt nicht, dass alles stets rosarot sein muss, sondern, dass man versucht, die bestmögliche Beziehung zu führen. Eine andere Art der perfekten Beziehung gibt es nicht, in einer lebendigen Beziehung müssen wir ab und an einmal den Mut zur Lücke aufbringen.

Auf der Suche nach dem perfekten Partner

Starten wir mit ein paar Zahlen: In Deutschland leben ungefähr 16,8 Millionen Singles. Die Online-Portale »Parship« und »ElitePartner« haben in einer gemeinsamen Studie (Parship-Studie 2018) festgestellt, dass sich davon ca. 82 Prozent nach der großen Liebe sehnen. Die wenigsten sind also freiwillig Single, sie würden gern einen Partner haben, wenn sie doch nur den Richtigen finden würden. 53 Prozent der Bundesbürger suchen im Internet nach dem passenden Deckel für ihren Topf. Nur knapp 19 Prozent sind mit ihrer Situation zufrieden und wünschen sich derzeit keinen festen Partner. Um die 40 Prozent der Verheirateten lassen sich wieder scheiden. Immerhin nimmt die Anzahl der Scheidungen in den letzten Jahren kontinuierlich ab, aber auf der anderen Seite steigt die Anzahl der Hochzeiten konstant. Im Durchschnitt hält eine Ehe knapp 15 Jahre.

> **»Perfekt sieht immer gut aus und funktioniert sogar manchmal, es lebt aber nicht.«**
> Justus Vogt (*1958), denkender Lebender und lebender Denker

Was ist ein »perfect match«?

Die entsprechenden Partnerschafts-Portale und -Apps signalisieren uns, dass wir über sie den perfekten Partner finden können – also den, der perfekt zu uns passt. Den »perfect match«, wie es neudeutsch heißt. Aber gibt es denn den perfekten Partner überhaupt? Und was eigentlich bedeutet »perfekter Partner« konkret? Ich jedenfalls habe früher darunter eine Person – in meinem Fall eine Frau – gefasst, die mich auch ohne Worte versteht, die immer zu mir steht, die mir nur dann widerspricht, wenn es unumgänglich ist – wobei sich die Frage stellt, wann etwas »unumgänglich« ist –, die mich nie betrügt und am besten genau das liebt, was auch ich liebe. (Ich weiß auch, dass das eine unerwachsene und angstbeladene Vorstellung war, aber diese hing eben mit meinen Problemen zusammen.)

Im Jahr 1999 trennte ich mich von meiner langjährigen Freundin, wir waren acht Jahre zusammen gewesen, mit vielen Hürden und auch einigen Trennungen. Am Ende waren wir mehr wie Bruder und Schwester. Zu viel war passiert, durch das unsere Liebe auf die Probe gestellt worden war. Wir waren beide nicht bereit, Zeit und Energie in das Funktionieren der Partnerschaft zu stecken. Ich zum Beispiel war zu sehr mit dem Aufbau meiner Firma beschäftigt. Wir wussten es damals allerdings auch nicht besser. Nach der Trennung fiel ich in ein tiefes Loch. Wie wir Männer mit 29 dann oft so sind, kam auch bei mir eine Torschlusspanik auf. Das Gefühl, das mich damals beherrschte, kann ich heute wie folgt beschreiben: »Oh je, ich werde schon bald dreißig, dann wirst du sicher keine mehr abbekommen!« Ich war nie ein Mensch, der gut allein sein konnte. Jedes Wochenende war ich in einer Disco und hielt Ausschau nach der perfekten Frau. Es ging sogar so weit, dass mir Freunde ein T-Shirt mit der Aufschrift »Ich bin Single und suche Dich – 01… (Handynummer)« schenkten und mich damit in die Disco schleppten. Geholfen hat es nichts. Dating-Portale waren in der Zeit noch nicht so verbreitet, da wurde noch live akquiriert. Nach ein paar Monaten gab ich schließlich auf. Ich ging immer seltener in die Disco und verfiel in eine wahre Depression, ich glaubte nicht mehr daran, dass es für mich die perfekte Partnerin geben würde.

An einem Freitag rief mich einer meiner Freunde an und fragte, ob ich nicht mal wieder Lust hätte, einfach ein bisschen Spaß zu haben. Kurz entschlossen raffte ich mich auf. Es war auch schon ein paar Wochen her, dass ich das letzte Mal ausgegangen war. Diesmal ganz ohne Hintergedanken, einfach nur zum Spaß zogen wir los. Es war ein schöner Abend und bereits eine ganze Menge Zeit vergangen, da bemerkte ich ein Mädchen, das immer wieder zu mir herüberschaute. Sie war eigentlich gar nicht mein Typ, daher schaute ich erst mal nicht zurück. Aber ununterbrochen strahlte sie mich an. Ihre Blicke und ihr Strahlen waren so intensiv, dass es mir fast schon unangenehm war. Ich wusste gar nicht mehr, wohin ich schauen sollte. Plötzlich stand sie neben mir und meinte ganz selbstbewusst: »Ich bin schon 30 und keine Deutsche.« Sie war groß, hatte dunkle gelockte und eher strubbelige Haare – meine bisherigen Freundinnen waren eher klein und tendenziell blond gewesen. Sie konnte auch nur wenig Deutsch und ich kein gutes Englisch, aber irgendwie funktionierte es mit der Verständigung dann doch. Sie meinte: »Ich heiße Camelia«, ich sagte: »Wie die Damen-Binde?« – was jetzt in dem Moment nicht ganz so intelligent war –, und sie fragte zunächst: »Was?«, aber antwortete gleichzeitig: »Wie die Blume, aber sag einfach Cami.« Sie verfügte über eine enorme Ausstrahlung, sie hatte etwas, das mich sofort begeisterte. Wir verabredeten uns für den nächsten Tag. Ab dem Augenblick gab es keinen Tag mehr, an dem wir uns nicht gesehen hätten. Wir saßen stundenlang in der Kälte bei Regen auf der Parkbank. Fuhren spontan morgens um drei Uhr nach Paris zum Frühstücken. Besuchten Amsterdam. Es gab nichts anderes mehr als uns.

Mich hatte es spätestens am zweiten Tag voll erwischt. Nein, sie war nicht das, was ich damals für die perfekte Partnerin hielt, weder vom äußerlichen Erscheinungsbild noch vom Wesen und Charakter her. Sie war und ist anders, ganz anders, als es meiner Vorstellung entsprach. Vielleicht war genau das der Reiz. Ich gebe zu, ich bin nach zwei Wochen erst mal mit ihr zum Friseur gegangen, vielleicht war der Gedanke an Perfektion noch zu sehr in mir verankert. Nach vier Wochen musste sie zurück nach Rumänien. Sie war nur zu Besuch in Deutschland, nur diese vier Wochen. Es war Oktober. Mich hatte es so sehr erwischt, dass ich ihr im November am Telefon einen Heiratsantrag machte, nicht wirklich romantisch. Ich fragte sie einfach, ob sie mich heiraten wollte, und sie sagte »Ja«. Warum sie das tat, weiß ich bis heute nicht. Ich war mir mittlerweile ganz sicher, dass sie genau die Richtige für mich war, scheinbar ging es ihr mit mir nicht anders. Natürlich, wir kannten uns erst vier Wochen. Was kann man nach so kurzer Zeit schon sagen, man steckt ja noch mitten in der Verliebtheitsphase, da ist sowieso alles rosarot. Richtig erklären kann ich es bis heute nicht, es war einfach ein Gefühl. Im Dezember bin ich dann für vier Wochen zu ihr nach Rumänien gereist, und dann ist sie mir für immer nach Deutschland gefolgt. Irgendwie verrückt und überhaupt nicht meinen Vorstellungen entsprechend, die ich damals von »meiner perfekten Partnerin« hatte.

Ja, Cami ist anders, als ich mir zuvor meine Traumfrau vorgestellt hatte, sie ist nicht perfekt, wie ich auch nicht perfekt bin. Sie ist aber genau die Richtige für mich. Wir sind heute seit über 20 Jahren verheiratet. Es war und ist nicht immer einfach mit uns. Wir mussten Hürden überwinden und durch so manches Tal der Tränen gehen. Wir hätten uns vor knapp zehn Jahren auch fast einmal getrennt, aber halt nur fast. Wir hatten auch eine Phase, in der wir uns Unterstützung von einer Paartherapeutin geholt haben, eine Unterstützung, die wir in dieser Zeit unbedingt brauchten. Ich muss zugeben, dass uns dabei erst so richtig bewusst wurde, dass wir an unserer Partnerschaft arbeiten müssen, dass wir uns mehr in den anderen hineinversetzen müssen, dass es nicht darum geht, dass alles perfekt ist, sondern dass unterschiedliche Meinungen und Ansichten zu einer Beziehung dazugehören, genauso wie Liebe und Fürsorge. Wichtig ist, dem anderen die benötigten Freiheiten und Entfaltungsräume zu lassen, zu akzeptieren, dass jeder auch sein eigenes Leben führen will und seinen eigenen Kopf hat. Ich glaube, das ist viel wichtiger, als einer Perfektion nachzujagen, die es in einer Beziehung zwischen zwei Individuen, zwischen zwei Menschen nicht geben kann. Dies zu verstehen, war und ist bei uns der Schlüssel zu einer glücklichen und zufriedenen Partnerschaft.

Manchmal muss man verstehen, dass in einer Beziehung das Unperfekte die eigentliche Perfektion sein kann.

Die rosarote Brille und die Realität

Heute ist es kein Problem mehr, allein zu leben, Single zu sein. Vor 40 Jahren sah das meistens noch ganz anders aus. Man blieb in der Beziehung, ganz gleich, ob sie funktionierte oder nicht. Eine alleinstehende Frau, das gehörte sich einfach nicht. Diese Zeiten sind zum Glück längst Vergangenheit. Und für die Gegenwart gilt: Das leichte Sinken der Scheidungsraten und die Steigerung der Hochzeiten zeigt, dass sich die Menschen in einer Beziehung immer öfter wohler fühlen. Auch die hohe Anzahl an Singles, die sich nach der großen Liebe sehnen, spiegelt diese Tendenz wider. Wenn wir Menschen uns also im Wesentlichen mit Partner wohler fühlen, warum gibt es dann immer noch so viele Scheidungen? Müsste die Scheidungsrate nicht noch viel mehr sinken? Haben wir etwa allesamt den falschen Partner ausgewählt?

Ich glaube, es gibt dafür zahlreiche unterschiedliche Gründe. Die Emanzipation der Frau ist sicher ein Grund. Frauen wollen und können heute genauso arbeiten wie die Männer. Damit kommen die Männer jedoch oft nicht zurecht, ihnen fällt es aufgrund der Evolution eher schwer, Erfüllung in der Tätigkeit als Hausmann zu finden. Sie waren immer auf der Jagd und für die Ernährung der Familie verantwortlich. An diese Veränderung müssen sie sich erst gewöhnen. Aber es wird ihnen doch noch gelingen, da bin ich mir ganz sicher!

Hinzu kommt: Das bekannte Familienbild verschiebt und verändert sich, und zwar schneller, als die Menschen sich anpassen können. Weiterhin lassen sich Frauen nicht mehr so viel gefallen, wie es vielleicht früher der Fall war. Durch die neue Entfaltungsmöglichkeit verändern sich die Bedürfnisse der Frauen. Und auch die Art und Weise des Zusammenlebens und die Ansprüche verändern sich.

! Das gesamte Lebensgefühl in unserer westlichen Zivilisation verändert sich in die Richtung eines Perfektionsstrebens, das sich nicht mehr mit »dem Zweitbesten« zufriedengeben will. Das gilt für so gut wie jeden Lebensbereich.

Und darum suchen wir immer häufiger nach dem perfekten Partner. Er soll in Bezug auf Aussehen und Charakter möglichst nahe an unsere Idealvorstellungen heranreichen. Und zum Beginn einer Beziehung scheint das auch zu funktionieren. Das liegt nach meiner Beobachtung daran, dass wir dazu tendieren, am Anfang einer Beziehung nur das Perfekte zu sehen, das, was uns am anderen ganz besonders gefällt, die rosarote Brille bestimmt unsere Wahrnehmung. Aber die Zeit der rosaroten Verliebtheit dauert meistens nur ungefähr drei bis sechs Monate an, das ist die Zeit, in der wir den Partner nicht so wahrnehmen, wie er ist, sondern wie wir ihn sehen wollen. Danach dann fallen uns langsam auch die nicht ganz so perfekten Dinge am Partner auf. Die Klassiker: Der Partner trägt Socken im Bett und lässt die Zahnputztube offen. Hinzu kommt: Es gehört zu den Merkmalen unserer schnelllebigen Zeit, dass der einzelne Mensch sich öfter und rascher verändert, manchmal auch in eine andere Richtung als der Partner. Wir wollen uns häufiger selbst verwirklichen und sind nicht mehr so kompromissbereit.

Bei meiner Frau und mir lief das nicht anders. Mit der Zeit bemerkten wir, dass nicht alles perfekt war. Die ersten sechs Monate, nachdem ich Cami kennengelernt hatte, kümmerte ich mich kaum um meine Firma. Es gab für mich nur Cami – und nichts anderes. Mit der Zeit musste ich mich jedoch auch wieder der Firma zuwenden, die Kunden hatten arg gelitten und die Umsätze durfte ich im Keller bestaunen. Ich konnte kaum noch die Rechnungen bezahlen und musste mich jetzt wieder richtig reinknien, um unsere Lebensgrundlage nicht zu verlieren. Nicht mehr Cami allein bildete nun den Mittelpunkt meiner Gedanken, sondern auch die Rettung der Firma. Natürlich fühlte sie sich zunächst zurückgesetzt, allein in einem fremden Land, und so gab es die ersten Streitigkeiten. Leider ist es so, dass wir uns mit voller Energie immer nur auf eine Sache so richtig konzentrieren können, meistens bleibt dann eine andere auf der Strecke. Meine Frau war am Anfang die ganze Zeit zu Hause und wünschte sich, dass ich mir viel Zeit für sie nehmen könnte – Zeit, die ich jedoch nicht hatte, zumindest nicht so viel, wie sie brauchte. Ich musste und wollte mich halt auch um die Firma kümmern. Dies sorgte in unserer frischen Beziehung für ordentliche Spannungen. Sie fand dann zum Glück recht zügig eine Arbeit, wodurch sich der erste größere Konflikt beruhigen und schließlich beseitigen ließ. Wir haben festgelegt, dass es Zeiten für uns und Zeiten für den Job geben sollte, und so für diese Phase unserer Beziehung eine gute Lösung gefunden.

Lösungsorientiert zu denken und keine Vorwürfe zu machen ist eine echte Herausforderung, denn im Moment des Konflikts fällt es uns oft nicht leicht, uns in den anderen hineinzuversetzen. Wir sind dann mit den Gedanken zu sehr bei uns. Doch eine andere Perspektive einzunehmen und sich in den anderen Menschen hineinzuversetzen ist nicht nur in einer Partnerschaft ein guter Weg, sich von festgefahrenen Überzeugungen und Sichtweisen zu lösen, die allzu oft nur auf den Gedanken ausgerichtet sind, alles müsse unbedingt sein.

An der Beziehung arbeiten und Gemeinsames schaffen

Immer mehr Menschen sind nicht bereit, in der Beziehung und Partnerschaft Kompromisse einzugehen. Sie sind und bleiben auf der Suche nach dem perfekten Partner. Aber wie bereits angedeutet: Den gibt es wohl nicht, zumindest nicht so, wie wir uns das meistens vorstellen: Denn wenn wir dann tatsächlich doch noch »den perfekten Partner« finden, dann zeigt sich dieser ganz anders, als er uns in unserer Vorstellung zuvor erschienen ist. Die Ironie der Suche nach dem perfekten Partner besteht darin, dass wir ihn oft dort finden, wo wir es kaum vermuten. Wenn wir in einer längeren Beziehung unseren Partner als den absolut passenden Topf für unseren Deckel bezeichnen, so hat dieser Deckel zuweilen wenig mit dem zu tun, was wir uns vor der Beziehung vorgestellt haben.

Eine Partnerschaft besteht aus zwei sehr unterschiedlichen Persönlichkeiten. Jeder Partner ist ein selbstständiges Individuum mit eigenen Ansichten, Meinungen und Bedürfnissen. Die besondere Herausforderung daran ist, dass diese Ansichten, Meinungen und Bedürfnisse nicht so bestehen bleiben, sondern sich im Laufe des Lebens verändern. Und diese zwei einzigartigen Wesen sollen jetzt zusammenleben. Da kommen eine ganze Menge Herausforderungen zusammen. Natürlich gibt es sehr viele beglückende Momente, Situationen und Gefühle, aber eben auch unterschiedliche Sichtweisen, die die Fähigkeit voraussetzen, Kompromisse zu schließen und Verständnis zu zeigen. Hier nach Perfektion zu trachten kann nur dazu führen, unglücklich zu werden. Den anderen erst einmal so zu akzeptieren, wie er ist, ist eine wirkliche Herausforderung, weil wir ja nicht alles gut finden können und manche Dinge einfach anders sehen. Der Partner soll dann bitte schön auch einmal das machen, was wir gern hätten. Allerdings: Wir können den Partner nicht ändern, so gern wir das auch täten, er kann nur selbst Anpassungen vornehmen, und das auch nur, wenn er dazu auch gewillt ist. Zu einer funktionierenden Partnerschaft gehören immer zwei Menschen.

Nur wenn beide bereit sind, auf den jeweils anderen zuzugehen, kann eine Partnerschaft auf Dauer funktionieren.

Zur Erinnerung: Eine Ehe besteht (in Deutschland) im Durchschnitt 15 Jahre. Da bleibt Zeit, sich aneinander zu gewöhnen, einiges wird dann auch zu einer Selbstverständlichkeit. Viele Paare leben nach langer Zeit nur noch nebeneinanderher und haben vergessen, aufeinander zuzugehen und sich wenigstens ab und zu einen Magic Moment zu verschaffen. Denn eine Ehe lebt davon, dass man konstant an der Beziehung arbeitet, dass man sie eben nicht als selbstverständlich hinnimmt, sondern, zum Beispiel, die Schwächen des Partners akzeptiert und ihm hilft, sie vielleicht abzumildern. Aber nur, wenn der Partner dies auch will.

Anhand der Single-Statistik erkennen wir doch sehr schön, dass Singles auch nicht immer glücklich sind. Allein zu leben ist eben auch nicht immer eine rosige Angelegenheit. Beides hat sicher seinen Reiz, grundsätzlich aber sind wir soziale Wesen und leben von Natur aus lieber mit einem anderen Menschen zusammen. Was liegt also näher, als an der Beziehung zu arbeiten und sich gemeinsam zu entwickeln! Die meisten Ehen sind weit weg von der Perfektion, das ist jedoch gar nicht schlimm. Wenn wir erkennen, dass jeder ein eigenständiges Wesen ist und darum immer auch Freiräume zur Entfaltung benötigt, aber zugleich das Zusammenleben mit einem anderen Menschen braucht, sollte es doch gelingen, eine Schnittmenge mit Gemeinsamkeiten zu finden. Das bedeutet nicht, auf Biegen und Brechen zusammenbleiben zu müssen. Was ich aber schon meine, ist: Es lohnt sich, vor einer möglichen Trennung noch einmal das Gemeinsame zu be- und überdenken. Es gilt, zuerst einmal an der gemeinsamen Beziehung zu arbeiten und jene Schnittmenge konstant zu erweitern, anstatt sich voneinander zu entfernen. Das bedeutet sicher Arbeit, aber es lohnt sich, weil auf diese Weise etwas Wertvolles erhalten und etwas Wertvolles geschaffen werden kann. Denn am glücklichsten sind wir Menschen meistens nun einmal in einer Partnerschaft.

Für mich musste ich das vor knapp zehn Jahren feststellen, nämlich zu der Zeit, in der Cami und ich uns fast getrennt hätten. Wir lebten damals nur noch so nebeneinanderher, zumindest war das mein bestimmendes Gefühl. Jeder machte sein eigenes Ding, und Gemeinsamkeiten waren kaum noch vorhanden. Mir fehlte die Empfindung, geliebt zu werden. So richtig glücklich war ich nicht. Dies führte dazu, dass ich auf einer Tagung eine andere Frau kennenlernte und empfänglich für den Flirt war. Sie gab mir das, was mir in der Zeit zu fehlen schien: wahre Aufmerksamkeit und echte Zuneigung. In mir entstand wieder jenes Verliebtheitsgefühl, das uns an die Schmetterlinge im Bauch erinnert. Plötzlich waren wieder jene Schmetterlinge spürbar, die ich beim Zusammensein mit meiner Frau auf diese Weise nicht mehr fühlte. Ja, es gab in meiner Ehe eine enge Verbundenheit, allerdings vermisste ich das tiefe Gefühl, das mich in unserer Anfangszeit ständig begleitete. Damals habe ich intensiv darüber nachgedacht, meine Frau zu verlassen. Um mir Klarheit zu verschaffen, bin ich erst einmal ausgezogen.

Es dauerte ein paar Wochen, in denen mir immer deutlicher wurde, was ich aufgeben würde. Wir hatten uns ein wirklich gutes Leben mit zwei Kindern, Haus und Hund aufgebaut. Wir liebten uns, das wurde mir jetzt immer klarer. Denn ich bemerkte, dass ich mich in Wahrheit in die Verliebtheit verliebt hatte – und nicht in die andere Frau. Es reizte mich, dieses intensive Gefühl zu erleben. Mir wurde jedoch auch bewusst, dass dieses intensive Gefühl des frischen Verliebtseins sich auch bei dieser Frau nach der ersten Phase wieder verflüchtigen würde. Entwickelt sich aber Liebe, wird die Beziehung auf eine andere Stufe gehoben. Es sind nun andere Werte, die wichtig sind und wichtig werden. Werte, die dafür sorgen, dass eine Partnerschaft lange halten kann. Nachdem mir das bewusst wurde, war ich bereit, in meine Ehe zurückzugehen und dafür zu sorgen, dass wir wieder zueinanderfinden und unsere Gefühle wieder auffrischen konnten. Und dass wir uns wieder wahrnehmen und gleichzeitig verstehen konnten, dass es wirkliche Perfektion in einer Beziehung nicht geben kann und auch nicht geben muss.

Das Streben nach einer perfekten Beziehung ist zwar eine nette Idee. In der Praxis lässt sich dies allerdings kaum realisieren. Die Suche nach Perfektion hindert uns leider allzu oft daran, eine harmonische und glückliche Beziehung aufzubauen und zu führen. Wenn wir immer nur die Fehler am Partner und in der Beziehung sehen und auf das fokussieren, was nicht ganz perfekt ist, dann richten wir unser Augenmerk auf das Negative und verleihen diesem dadurch ein zu großes Gewicht. Die positiven Aspekte geraten dabei in den Hintergrund. Dies führt dazu, dass wir immer unzufriedener werden. Eine Beziehung besteht zu einem Großteil aus Kompromissen und aus gegenseitigem Verständnis. Zugleich gibt es unterschiedliche Meinungen und Einstellungen sowie Eigenheiten, die uns unterscheiden. Aber es gibt eben auch eine gewaltige Schnittmenge an Gemeinsamkeiten und Überschneidungen. Das Ziel sollte sein, eine größtmögliche Übereinstimmung zu erreichen. Allerdings: Eine 100-Prozent-Übereinstimmung wird es wohl niemals geben. Diese Perfektion ist im menschlichen Zusammenleben nicht erreichbar. Den Blick auf die guten Seiten und auf die Schnittmenge zu richten befördert die guten Gefühle, die in der Beziehung entstehen können. Dadurch rücken automatisch die schlechteren Aspekte in den Hintergrund.

Es ist allein deine Entscheidung, welche Aspekte und Gefühle in deiner Beziehung im Vordergrund stehen.

Der Partner ist ein Individuum

Wir Menschen entwickeln uns weiter, in einer Beziehung zuweilen auch auseinander. Das ist unvermeidlich, weil jeder Partner neben der Beziehung auch noch sein eigenes Leben lebt, eigene Erfahrungen sammelt und sich mit unterschiedlichen Menschen umgibt. Jeder Partner ist ein Individuum, ein eigenständiges Wesen. Gerade diese Unterschiedlichkeit macht es spannend. Ja, auch anstrengend, aber eben auch interessant. Die Qualität einer Beziehung hängt auch davon ab, inwiefern es den Partnern gelingt, konstant an ihr zu arbeiten, sie zu verbessern und zu optimieren. Das ist ein Prozess, der nichts mit Perfektion, sondern nur mit Entwicklung und Wachstum zu tun hat. Es ist nicht unsere Aufgabe, den Partner zu verändern, auch wenn wir es immer wieder versuchen. Klar, uns wäre es oft am liebsten, wenn der Partner ein Klon von uns wäre, aber das funktioniert zum Glück nicht. Je schneller wir dies begreifen und je eher wir den Partner so akzeptieren, wie er ist, umso eher werden wir eine gute und glückliche Partnerschaft führen können.

»Mancher will den anderen optimieren, um in sich selbst ein Optimum an Erfolg zu verbuchen.«
Andrea Mira Meneghin (*1967)

Eine gute Partnerschaft lebt davon, dass jeder auf den anderen zugeht und Gemeinsamkeiten geschaffen werden. Es geht nicht darum, Perfektion zu erreichen oder aus dem anderen die perfekte Ergänzung seiner selbst zu schnitzen. Wenn es uns gelingt, diese Einstellung aufzubauen, dann ist es uns eher möglich, eine langjährige, einfach nur schöne Beziehung zu führen.

Das Streben nach perfekter und vollendeter Harmonie be- und verhindert das Glücklichsein. Es gilt eher das Gegenteil: Dieses Streben ist fast schon eine Anleitung zum Unglücklichsein.

Unterschiedlichkeiten beleben die Partnerschaft

In Wahrheit sind es gerade die Unterschiedlichkeiten, die eine glückliche Beziehung ausmachen. Wir brauchen einen Partner, der uns fordert, der uns antreibt, der nicht immer zu allem nur Ja und Amen sagt. Nur wenn der Partner eine eigene Meinung hat und uns diese auch mitteilt, können wir uns entwickeln und wachsen. Natürlich ist das nicht immer schön, lieber wäre uns, er redete uns nach dem Mund und bestätigte stets unsere Meinung. Nur – das hilft uns nicht weiter. Meiner Ansicht nach sollten sich die Dinge möglichst im Gleichgewicht befinden, eine ausgewogene Mischung hilft uns weiter. Es gibt Situationen, da brauchen wir Unterstützung und Zuspruch, und es gibt Situationen, da brauchen wir den Gegenwind. Harmonie entsteht, wenn es in einer Beziehung genau dieses Gleichgewicht gibt. Genau hierin liegt die Herausforderung: Beide Partner sollten sich bemühen, diese Balance herzustellen, indem sie für den anderen da sind und ihn unterstützen, ihm aber im richtigen Moment auch einmal die Meinung sagen und ihm helfen, die richtige Entscheidung zu treffen.

So schwer die Trennungszeit in meiner Ehe auch war, so wichtig war sie für unsere Beziehung. Ich bin der festen Überzeugung, dass diese Phase und dieses Erlebnis die Rettung für unsere Ehe gewesen sind. Wäre dieser harte Einbruch nicht gekommen, hätte es wahrscheinlich keine Veränderung zum Besseren gegeben. Wir hätten weiter nebeneinanderher gelebt, wir hätten wahrscheinlich unser Dilemma gar nicht erkannt. Wir wären weiterhin unglücklich nebeneinander hergelaufen oder hätten uns vielleicht sogar für immer getrennt. So unangenehm und schmerzhaft dies auch ist, wir brauchen im Leben manchmal diesen Schlag mit dem Hammer, um zu erkennen, was wir aneinander haben und was genau das Richtige für uns ist. Der Schlag war für uns so heftig, dass wir uns entschieden haben, eine Paartherapie zu machen. Dadurch wurden uns erst so richtig die Augen geöffnet. Manchmal brauchen wir die Hilfe von außen, mithin jemanden, der uns einen Spiegel vor die Augen hält und uns zeigt, wo unser Glück liegt. Und oft liegt dies eben nicht in der Perfektion, sondern im Mut zur Lücke.

Sage mir, wer deine Freunde sind, und ich sage dir, wer du bist

»Du bist der Durchschnitt der fünf Personen, mit denen du die meiste Zeit verbringst.« Dieses Zitat stammt von dem Motivationstrainer Jim Rohn (1930–2009). Vielleicht hast du diesen Satz schon einmal gehört Also: Betrachte deine Freunde und du erkennst, wer du bist!

Das mag nicht immer zutreffen, passt aber doch recht häufig. Verständlicherweise umgeben wir uns lieber mit Menschen, die ähnliche Interessen verfolgen wie wir. Wir bewegen uns in Vereinen und Organisationen, deren Mitglieder uns gleichgesinnt sind und denen wir uns geistig und seelisch verwandt fühlen. Außerdem beeinflussen wir uns im Laufe der Zeit gegenseitig. Wir passen uns auf der einen Seite den

Menschen an, mit denen wir uns umgeben. Und auf der anderen Seite passen sich diese Menschen uns an.

Wir Menschen sind soziale Wesen und streben nach Harmonie, und diese erreichen wir unter anderem durch Anpassung. Ähnlich verhält es sich mit der sozialen Stellung und dem Verdienst. Wir fühlen uns meistens wohler, wenn die Menschen in unserem Umfeld nicht deutlich reicher sind als wir. So vermeiden wir es, uns minderwertiger und kleiner zu fühlen, als wir sind. Vielleicht spielt auch eine Rolle, dass wir so Neidgefühle gar nicht erst aufkommen lassen.

Oft ist es uns aber auch eher unangenehm, wenn wir deutlich mehr Geld zur Verfügung haben als unsere Freunde, denn wir wollen uns eben auch nicht überheblich fühlen. Aus diesen Gründen ist es natürlich, dass wir uns eher mit Menschen umgeben, die uns tendenziell ähnlich sind. Es geht jedoch nicht nur um Anpassung – dies ist nur ein Aspekt. Hinzu kommt: Wir selektieren auch gern. Wir suchen uns die Menschen aus, die zu uns passen. Das alles passiert nicht auf einer bewussten Ebene, es geschieht, ohne dass wir uns darüber im Klaren sind. So verändert sich der Freundeskreis mit den Jahren auch, zumindest dann, wenn unsere Entwicklung anders verläuft als bei den Menschen in unserem Umfeld.

In unserem direkten Umfeld entwickelt sich (oder bevorzugen wir) eine Art Gleichheit. Wir verbünden uns oft mit Menschen nach dem Prinzip »Gleich und Gleich gesellt sich gern«. Daher können wir uns selbst besser erkennen und verstehen, wenn wir die fünf Menschen betrachten, mit denen wir die meiste Zeit verbringen.

Während ich dies schreibe, schweifen meine Gedanken sofort zu den Menschen in meinem Umfeld. Damit meine ich nicht meine Kinder, meine Eltern und Geschwister. Das sind Menschen, die wir nicht aktiv in unser Leben gezogen, deren Bekanntschaft wir uns in der Regel nicht ausgesucht haben – es sind »Zwangs-Verwandtschaften« und eben nicht Wahl-Verwandtschaften. Ich meine mit dem Umfeld eher Wahl-Verwandtschaften und die Menschen, die wir in unser Leben gelassen oder gezogen haben, zum Beispiel unseren Partner oder unsere

Partnerin, auch Freunde und Bekannte, manchmal auch unsere Arbeitskollegen. Wenn ich diese Menschen betrachte, dann fällt mir vor allem die Gleichheit auf – nicht Diversität, sondern Ähnlichkeit brachte uns zusammen. So sind sie tatsächlich alle in einer vergleichbaren Gehaltsstruktur wie ich, sie verfolgen ähnliche Ziele wie ich, sie »ticken« ähnlich oder zeigen ähnliche Charaktereigenschaften. Meine engen Freunde und Bekannten sind ebenfalls alle selbstständig oder Unternehmer und streben tendenziell danach, alles möglichst gut zu machen. Es ist schon erstaunlich, wie viel man bei genauerer Betrachtung der fünf nächsten Menschen in sich selbst wiederfindet, über sich selbst lernen kann. So habe ich schon manches Mal hinterfragt, wie perfektionistisch die Menschen sind, mit denen ich mich umgebe – und wie ähnlich mir dabei in der Ausprägung dieser Eigenschaft.

Wie perfektionistisch sind die Menschen deines engsten Umfeldes?

An deinem Umfeld kannst du also bereits recht gut erkennen, wie du selbst mit dem Thema Perfektion umgehst. Jetzt könnten wir ja annehmen, dass es für die eigene Entwicklung gut wäre, sich eher mit Menschen zu umgeben, die weiter sind als wir selbst, weil sie uns vielleicht mitziehen und mit Energie bereichern. Das ist nicht ganz abwegig und kann durchaus seinen Nutzen haben. Dies trifft auf jeden Fall dann zu, wenn wir etwa über Mentoren sprechen: Das sind dann aber weniger Menschen, mit denen du dich einfach so umgibst, sondern eher Menschen, die du ganz bewusst ausgesucht oder ausgewählt hast, damit sie dich etwa im beruflichen Bereich fördern.

Eine Binsenweisheit, aber so schwer anzuerkennen und umzusetzen: Es ist zielführender, Menschen in deinem Umfeld zu haben, die positiv und stärkend auf dich wirken, als Menschen, die dich eher blockieren und dein Wachstum verhindern.

Aber wie schaffen wir es, Blockierer aus unserem Leben zu entfernen und mehr Unterstützer in unser Leben zu ziehen – wir wollen ja auch nicht zum Blockierer für diese werden?

Es ist besser, sich selbst zu entwickeln und damit Menschen anzuziehen, die nach deiner Nähe streben und dir nacheifern wollen oder dich als Vorbild sehen. Das wiederum hat eine sehr konkrete Konsequenz: Durch die eigene Veränderung veränderst du automatisch dein Umfeld und die Menschen, die dich umgeben.

Aber Achtung: Es geht hier nicht um das Streben nach Perfektion und darum, perfekte Freunde zu haben, sondern allein darum, sich zu entwickeln und jeden Tag ein Stückchen besser zu werden. Dein Freundes- und Bekanntenkreis erlaubt also Rückschlüsse auf dich selbst und somit auch auf deinen Umgang mit Perfektion. Es hilft dir daher durchaus, die Menschen in deinem Umfeld intensiver zu betrachten, um dich selbst besser kennenzulernen. Dein Umfeld kann ein Spiegel sein, der es dir ermöglicht, dich aus einer anderen Perspektive zu sehen.

Nimm dir Zeit zum Nachdenken

Beschäftige dich mit den folgenden Fragen:

- Was erwartest du eigentlich wirklich und im tiefsten Inneren von deinen Freunden?
- Wie wirken sich deine Erwartungen auf deine Freundschaften aus?
- Wann eigentlich »darf« eine Freundschaft als »perfekt« bezeichnet werden?
- Und was tust du selbst, um ein »perfekter« Freund zu sein?

Was macht eine »perfekte Freundschaft« aus?

Meine Frau ist sehr sozial eingestellt und hat einen recht großen Bekanntenkreis, teilweise natürlich ohne sehr großen Tiefgang in den Beziehungen; wie das eben so ist, wenn man mit vielen Menschen Umgang pflegt und »gut auskommt«. Bis vor einigen Jahren hatte sie eine Bekannte, die man als echte

Freundin bezeichnen konnte. Nennen wir sie hier Laura. Mit ihr hat Cami recht viel unternommen und ihr auch alles Mögliche anvertraut. Wahrscheinlich hat sie sich bei ihr auch das ein oder andere Mal über mich ausgelassen. Nein, nicht wie du meinst, natürlich nur über meine guten Seiten ...

Natürlich hat Cami auch noch andere Bekannte, mit denen sie sich ebenfalls trifft, etwas unternimmt und mit denen sie sich austauscht. Immer wieder kam es zu der Situation, dass ihre Freundin Laura schnippische Bemerkungen machte, es wurde immer klarer, dass sie wohl sehr eifersüchtig war. Es kam auch immer mal wieder vor, dass meine Frau sich einige Wochen nicht bei der Freundin meldete, dies war für sie ganz normal. Laura sah dies jedoch ganz anders, schließlich beschimpfte sie Cami sogar und warf ihr vor, dass sie sich so lange nicht mehr gemeldet habe und dass sie sich ständig nur mit anderen Freundinnen treffe und nicht mit ihr. Für meine Frau gehört zu einer guten Freundschaft, dass man sich durchaus auch mal eine Weile nicht sieht, dann vielleicht wieder mal etwas öfter. Laura sah das anders. Sie verlangte quasi, dass man mehrmals in der Woche Kontakt miteinander habe und es keine weiteren Götter neben ihr geben dürfe.

Die Frage ist, was der andere von einer Freundschaft erwartet. Darum geht es bei freundschaftlichen Beziehungen meistens. Was sind die Ansichten und Einstellungen des anderen? Aus meiner Sicht ist ein guter Freund jemand, der für mich da ist, wenn ich ihn dringend brauche, der vielleicht seine Prioritäten verändert, wenn ich ein Problem habe, um seine Zeit mir widmen zu können. Ich muss ihn nicht andauernd sehen. Für mich zeichnet sich eine Freundschaft dadurch aus, dass man sich eine längere Zeit nicht gesehen hat, sich dann wieder trifft und an genau dem Gesprächsthema anknüpfen kann, das man zuletzt besprochen hat. Es ist, als ob man sich gerade gestern noch getroffen hätte! Dies ist nur möglich, wenn es ein enges und vertrautes Verhältnis gibt, das selbst nach einer Phase des längeren Nichtsehens nicht brüchig wird. Hinzu kommt: Ich möchte einem Freund vertrauliche Dinge mit der Gewissheit sagen können, dass er diese für sich behält. Aber dies ist meine persönliche Definition einer perfekten Freundschaft. Deine Definition kann natürlich eine ganz andere sein. Perfektion in Bezug auf den Umgang mit anderen Menschen ist mithin absolute Ansichtssache.

Wichtig ist, die Ansichten des anderen die Freundschaft betreffend nicht nur zu kennen, sondern darüber hinaus auch zu akzeptieren und anzuerkennen. Anerkennung des Menschen in seinem So-Sein und der Freundschaft heißt, ihm nicht die eigene Definition einer perfekten Freundschaft aufdrängen zu wollen.

Wir dürfen dabei nicht davon ausgehen, dass ein Freund exakt die gleiche Definition von perfekter Freundschaft hat wie wir selbst. Im Falle der Freundin meiner Frau hat es die Freundschaft zerstört. Hätten sie ihre Ansichten ausgetauscht und ihre Erwartungen dargelegt, dann hätte es vielleicht eine Lösung geben können, um die Freundschaft doch noch auf solide Füße zu stellen. Um dies zu leisten, müssen wir in der Lage sein, die Perspektive zu wechseln und die Sichtweise der anderen Person einzunehmen. Wir dürfen unsere eigene Position nicht verabsolutieren und zur allein selig machenden Wahrheit erheben. Das klingt so einfach und so richtig, und doch sind wir oft zu schnell verletzt oder fühlen uns zurückgesetzt – in einer solchen Emotion hilft es sehr, wenn wir innerlich »zur Seite treten« und uns selbst fragen, welches psychologische Motiv bei uns selbst getroffen ist und ob wir einerseits anerkennen können, dass unser Freund dies nicht »absichtlich« getroffen hat, und andererseits auch, dass wir selbst so empfinden »dürfen«, wie wir es tun – aber dass die Gründe dafür nicht beim anderen, sondern in uns liegen.

An den eigenen Bedürfnissen orientieren – nicht an den Erwartungen anderer

Sowohl eine gute Beziehung als auch eine gute Freundschaft können entstehen, wenn wir bereit sind, andere Ansichten, Einstellungen und Meinungen zu respektieren. Entscheidend ist nicht, dass Freunde Klone unserer selbst sind, sondern dass sie uns weiterbringen, dass wir uns durch sie entwickeln können. Und dass auch wir zu ihrer Weiterentwicklung beitragen können. Es geht darum, sich gegenseitig zu verstehen und Verständnis für den anderen aufzubringen.

Noch schwieriger verhält es sich mit Nachbarn und Arbeitskollegen. Im Gegensatz zu unseren Freunden können wir uns Nachbarn und Kollegen in den seltensten Fällen aussuchen. Die sind einfach da, ob wir wollen oder nicht, und wir müssen mit ihnen zurechtkommen, zumindest dann, wenn wir unser Wohlbefinden nicht gefährden möchten.

Ich lebe auf dem Land. Da hat jedes Haus seinen eigenen Garten und bietet entsprechenden Freiraum. Als ich mein Grundstück erworben habe, gab es bereits verschiedene Nachbarn. Ich konnte mir diese also nicht aussuchen. Okay, ich hätte mich für ein anderes Grundstück entscheiden können, die Lage war jedoch für mich optimal, sodass ich die Nachbarschaft nicht weiter beachtete. So erging es den Nachbarn auch, sie hatten keinen Einfluss darauf, wer das Grundstück kaufen und dort bauen würde. Ich weiß, dass mein direkter Nachbar mich nicht wirklich mag, warum das so ist, kann ich nur vermuten, ich weiß es aber nicht. Mein ältester Sohn und die Tochter des Nachbarn sind im gleichen Alter. Als Kinder haben sie immer zusammengespielt, so haben wir das Mädchen natürlich gern zum Geburtstag meines Sohnes eingeladen. Sie kam aber nie. Und sie hat ihn auch nie eingeladen. Irgendwann haben wir dann erfahren, dass es ihr verboten wurde. Mein Nachbar wollte nicht, dass sie mit meinem Sohn spielt. Ich habe darüber hinweggesehen, und wir haben sie trotzdem immer weiter zum Geburtstag eingeladen – sie kam natürlich nie. Ich kann von meinem Nachbarn nicht verlangen, dass er so ist, wie ich ihn mir vorstelle. Ich muss ihn so akzeptieren, wie er ist. Wenn ich von ihm erwarte, dass er sich nach meinen Maßstäben verhält, kann dies eigentlich nur in einer heftigen nachbarschaftlichen Auseinandersetzung enden und ausarten. Dadurch würden meine Zufriedenheit und meine Glücksgefühle jedoch enorm eingeschränkt. Ich würde mich nicht mehr wohlfühlen. Cami nimmt das immer etwas persönlicher, sie ist diesbezüglich emotionaler und erzählt mir des Öfteren, dass sie sich in Bezug auf den Nachbarn wieder einmal geärgert hat. Fast immer handelt es sich aus meiner Sicht um Kleinigkeiten. So nimmt der Nachbar zum Beispiel von der Post keine Pakete von uns entgegen, wenn wir nicht da sind, obwohl wir seine immer annehmen. »Ist doch egal, dann nimmt sie eben jemand anderer entgegen«, sage ich. »Es lohnt sich nicht, sich darüber zu ärgern.«

Ich versuche, mich in ihn hineinzuversetzen und seine Beweggründe zu verstehen. Was ich vermeiden will, ist, meine Erwartungen an eine gelungene Nachbarschaftshilfe auf ihn zu übertragen. Warum soll ich mich damit belasten, wenn er meine Vorstellungen hinsichtlich einer »guten«, wenn nicht sogar perfekten Nachbarschaftshilfe nicht teilt? Genauso, wie ich mich an meinen Bedürfnissen orientieren will, muss ich anderen zugestehen, sich an ihren Bedürfnissen zu orientieren. Ich möchte mich nicht an den Erwartungen anderer orientieren, und darum darf und will ich auch nicht erwarten, dass sich andere, dass sich mein Nachbar an meinen Erwartungen orientiert.

Nimm dir Zeit zum Nachdenken

Bitte beschäftige dich mit den folgenden Fragen:

- Fällt es dir schwer, Beziehungen zu anderen Menschen aufzubauen (Beziehungen, Partnerschaften, Freundschaften), weil du übersteigerte Erwartungen damit verknüpfst?
- Hindern dich allzu detailliert-ausgearbeitete und perfektionistische Vorstellungen bezüglich deiner Beziehungen daran, dich auf andere Menschen in echter Tiefe einzulassen?
- Führt dein Anspruch an die Perfektion der Beziehung oder des anderen Menschen zum Nörgeln, Abwerten, Verlust von Beziehungen?

Überdenke deine Erwartungen! Finde eine entspanntere Haltung zu deinen Beziehungen, indem du dich von übersteigerten Erwartungen verabschiedest.

Viele Nachbarschaftsstreitigkeiten könnten verhindert werden, wenn jeder bereit wäre, die Ansichten des anderen anzuerkennen, und versuchen würde, diese zumindest im Ansatz zu verstehen. Jedes Verhalten hat eine Ursache und einen Grund, und oft lohnt es sich, diese Ursachen und Gründe zu erkennen. Natürlich ist dies nicht immer einfach. Es ist eine Herausforderung, wenn der Kollege oder der Nachbar sich vollkommen anders verhält, als wir es erwarten.

Im Umgang mit anderen Menschen ist der Mut zur Lücke der wirkliche Schlüssel zu einer funktionierenden Freundschaft oder Partnerschaft. Zu akzeptieren, dass jeder Mensch eigene, ganz individuelle Bedürfnisse und Ansichten hat und dass diese nicht immer mit unseren eigenen übereinstimmen, verhilft uns zu mehr Zufriedenheit, Gelassenheit und einem glücklicheren Leben. Es sind die Unterschiede, die unser Leben bereichern und für Entwicklung und Wachstum sorgen. Die Reibung, die durch diese Unterschiedlichkeit entsteht, ist es, durch die eine Entwicklung stattfindet und durch die wir die Chance haben, jeden Tag ein bisschen mehr zu dem zu werden, der wir sein wollen.

Starke Impulse und Denkanstöße aus Kapitel 3

- So wie du nicht perfekt bist (auch wenn du dich dafür hältst), kann es dein Partner auch nie sein.
- Verändere nicht deinen Partner, verändere dich selbst – und dann wirst du auch zur Weiterentwicklung deines Partners beitragen.
- Das Streben nach perfekter Harmonie in der Partnerschaft verhindert dein Glücklichsein.
- Orientiere dich stets an deinen Bedürfnissen und nicht an den Erwartungen anderer.
- Umgekehrt gilt: Du darfst nicht davon ausgehen, dass sich andere Menschen an deinen Erwartungen orientieren.

Kapitel 4: Mit Mut zur Lücke gesund leben

Unsere Gesundheit ist das wohl höchste Gut, das wir besitzen. Aber erst, wenn wir einmal ernsthaft erkrankt sind oder wenn jemand in unserem Umfeld sehr krank oder verstorben ist, beginnen wir, uns Gedanken darüber zu machen, ob wir für unsere Gesundheit genug tun. Dabei spielen unser Verhalten in Bezug auf Bewegung und Ernährung und unsere innere Einstellung eine sehr wichtige Rolle. Viele Krankheiten könnten wir durch eine veränderte innere Einstellung und eine Veränderung in unserem Bewegungs- und Ernährungsverhalten verhindern bzw. schneller beseitigen. Denn viele Krankheiten sind quasi »hausgemacht« und stehen in einem direkten Bezug zu unserem Verhalten.

Ich glaube an die Selbstregeneration unseres Körpers und bin im Sinne der Epigenetik davon überzeugt, dass unser Körper sich in weiten Teilen selbst heilen kann, wenn wir fest genug davon überzeugt sind. Viele Krankheiten entstehen dann gar nicht erst oder heilen schneller. So sieht es auch der Neurobiologe Prof. Gerald Hüther – er sagt: »Jede Heilung ist eine Selbstheilung« (»Selbstheilung steckt in jedem«, 2019). Dies bedeutet jedoch nicht, dass wir die Schulmedizin nicht benötigen, denn massive Unfälle und viele Krankheiten lassen sich nur durch die klassische Medizin behandeln. Der Schlüssel liegt wieder in der Kombination aus beidem. Hüther ergänzt, dass die ärztliche Kunst darin bestehe, beim Erkrankten den Prozess der Selbstheilung zu unterstützen. Wer an seine Gesundheit und seine Heilung glaubt, wird weniger oft krank und überdies schneller wieder gesund. Ständig erneuert der Körper von alleine Zellen. Gefühle und Gedanken haben enormen Einfluss auf unser Wohlbefinden. Seelische Belastungen, Stress, Sorgen und Ärger erhöhen die Gefahr, zu erkranken, enorm. Der Neurobiologe bestätigt, dass Männer und Frauen, die im Job stark unter Druck stehen, viel anfälliger sind und häufiger erkranken als ausgeglichene Menschen. So steht zu vermuten, dass übertriebener Perfektionismus, der nicht zuletzt Stress auslöst, auch in entsprechender Weise schwächend auf den Körper resp. das Immunsystem wirkt.

Perfektionisten sind gesundheitlichen Gefahren ausgesetzt, weil sie dazu tendieren, sich selbst unter Stress zu setzen und sich einem ungeheuren Optimierungsdruck auszuliefern.

Warum Perfektionisten gefährlicher leben

Die Verfasser einer Studie des kanadischen Trinity College haben festgestellt, dass Perfektionisten ein ca. 50 Prozent höheres Risiko haben, frühzeitig zu sterben. Das behauptet zumindest das Portal www.fitforfun.de – leider ließ sich die Originalquelle im Internet nicht finden. Bei Fit for Fun heißt es, Perfektionisten hätten den Drang, möglichst alles selbst zu erledigen, sie würden weniger um Hilfe fragen und Hilfsangebote häufig ablehnen (vgl. Cornelia Brammen). Die Arbeit im Team, die Zusammenarbeit und Unterstützung anderer, der soziale Zusammenhang hingegen würden lebensverlängernd wirken. Auch aus meiner Sicht gilt: Ein Perfektionist wirkt immer von etwas getrieben, er steht unter Dauerstress, um seine Ansprüche zu erfüllen, der Adrenalinspiegel ist daher ständig erhöht, ebenso wie der Blutdruck. Und das Herz schlägt wohl schneller – eine gute Grundlage für Herzkreislauferkrankungen. Das ganze Immunsystem leidet, da sich der Körper verstärkt auf die Energieversorgung der Organe konzentriert, die in Gefahrensituationen gebraucht werden. Andere Organe, die wichtig für uns sind, kommen dann zu kurz. Das heißt: Bei extremem Perfektionismus scheint unser Körper zu leiden.

Perfektionisten finden sich oft in Berufen, in denen viel Einsatz und

Anstrengung erforderlich ist, und dort wird deren Körper und Geist noch intensiver beansprucht. Der Drang, alles perfekt machen zu wollen und unter Kontrolle zu haben, scheint auch das Schlaganfallrisiko zu erhöhen. Perfektionisten fordern viel von sich und ihrem Körper, sie erkennen Krankheitsanzeichen schlecht und reagieren nicht auf sie. Das ist von Nachteil, denn diese Krankheitsanzeichen könnten auf Schwäche und Versagen hinweisen. Auch psychische und physische Erschöpfung führen oft zu Burn-out, Tinnitus, Essstörungen, Schlafstörungen, Kopfschmerzen, Depressionen usw. Der ständige innere Druck, dem Perfektionisten ausgesetzt sind, sorgt für eine hohe Beanspruchung unseres Körpers und führt unweigerlich zu einem höheren Erkrankungsrisiko. Der Schluss, den ich daraus ziehe: Gerade für perfektionistisch veranlagte Menschen ist es wichtig, auf die eigene Gesundheit zu achten, Sport zu treiben und sich gesund zu ernähren.

Mit unserer Gesundheit ist es sowieso immer so eine Sache. Wir alle wollen gesund sein und bleiben. Und selbstverständlich wissen wir, wie wichtig es ist, uns gesund zu ernähren, und dass wir regelmäßig Sport treiben sollten. In unseren Gedanken machen wir das auch immer und wir nehmen uns ganz fest vor, bereits morgen mit dem Sport zu beginnen! Dann kommt aber immer wieder etwas dazwischen. Alles andere ist wichtiger, zuerst müssen wir noch all die Aufgaben erledigen, die noch anstehen. Haben wir diese erledigt, dann stehen bereits die nächsten Herausforderungen an.

Weniger ist oft mehr

Für alles finden wir Zeit, aber den Körper einer Inspektion zu unterziehen, halten wir nicht für so besonders wichtig. Allerdings: Bei unserem geliebten Auto würden wir keine Inspektion verpassen, oder? Wir könnten ja die Garantie verlieren oder es könnte in einem vollkommen ungeeigneten Moment ein Defekt auftreten. Das gilt es zu verhindern! Warum jedoch nehmen wir unserem Körper gegenüber nicht dieselbe Sorgfaltspflicht ein?

Mir fällt in diesem Zusammenhang eine Widersprüchlichkeit auf, die viele Menschen an den Tag legen, auch so mancher Perfektionist. Es war schon die Rede von dem Zwang und Drang zur Selbstoptimierung. Wir wollen unser bestes Ich, das perfekte Ich unseres Selbst kreieren. Auf der anderen Seite vernachlässigen wir oft unsere Gesundheit, sowohl die physische als auch die psychische. Na gut, es mögen nicht immer dieselben Leute sein, die zum einen auf den Zug der Selbstoptimierung aufspringen und zum anderen ihrer Gesundheit und Gesunderhaltung nicht den gebührenden Stellenwert einräumen. Aber es gibt eben auch Menschen, die genau diese Widersprüchlichkeit in sich vereinen.

Oft erkennen wir erst, wie wichtig unsere Gesundheit ist, wenn wir ernsthaft erkranken und uns so richtig mies fühlen. Oder wenn jemand, der uns nahesteht, erkrankt. Erst in solchen Momenten wird uns bewusst, wie wichtig doch unsere Gesundheit ist. Dann wollen wir es dann aber auch so richtig wissen und werden durch unseren Perfektionismus-Anspruch gleich zur Übertreibung angespornt. Auf dem Weg überfordern wir direkt unseren Körper, anstatt uns mit gesundem Menschenverstand langsam und in geplanten Steigerungen nach vorne zu entwickeln. Auf dem Weg riskieren wir Verletzungen oder Verschleißerscheinungen unseres Körpers. Irgendwie fehlt uns immer das Mittelmaß. Entweder eben gleich die Übertreibung, oder es wird überhaupt nicht begonnen, weil man das Gefühl hat, dass man es eh nicht perfekt hinbekommt.

Meiner Erfahrung nach ist es am wichtigsten, hier einmal mehr den Mut zur Lücke zu wagen! Die Selbstoptimierungsfetischisten reden uns oft genug ein, auch bei dem Thema Gesundheit die Nonplusultra-Lösung zu wählen. Demnach genügt es nicht, zum Beispiel ein paar Kilo zu verlieren oder sich »ein bisschen mehr auch vegetarisch« zu ernähren. Nein, es muss immer die perfekte Lösung sein, unser Ziel soll darin bestehen, den perfekten Körper heranzuzüchten und zu stählen. Dabei werden uns oft Vorbilder als leuchtende Beispiele vor die Nase gesetzt, deren perfekte Verhaltensweisen unerreichbar sind. Wir werden so unter enormen Druck gesetzt, und wir lassen uns dann auch unter diesen erheblichen Druck setzen.

»Es steht schlimm um einen Menschen, an dem man nicht einen einzigen sympathischen Fehler entdecken kann.«

Benjamin Disraeli (1804–1881), seit 1876 Earl of Beaconsfield, britischer konservativer Staatsmann und Schriftsteller

Wir entmutigen uns häufig bereits allein durch unsere Gedanken. Weil wir die Perfektion, angetrieben durch die (sozialen) Medien, als erstrebenswert vorgeführt bekommen, kann dies verhindern, dass wir ins Handeln kommen. Die aufgezwungene und im Prinzip nicht erreichbare Perfektion lähmt uns, sie sorgt dafür, dass uns der Antrieb für den Start genommen wird. Wiederum gilt: Ein unperfekter Beginn ist manchmal das bessere »Perfekt«; es ist zuweilen zielführender, unperfekt zu starten, als auf die perfekten Startbedingungen zu warten. Denn diese treten möglicherweise niemals ein. Vielleicht ist das auch die Auflösung der angesprochenen Widersprüchlichkeit:

Der gefühlte Zwang, das perfekte Ich zu gestalten und das perfekt-gesunde und stylische Leben zu führen, kann in sein Gegenteil umschlagen und uns daran hindern, den ersten Schritt zu machen. Der Gedanke an Unerreichbares stört die intrinsische Motivation.

Dabei sollten unsere Gedankengänge ganz andere sein. Wir sollten uns nicht andere zum Vorbild nehmen, sondern uns an uns selbst messen. Wichtig ist doch, einfach loszulegen und etwas für uns und unseren Körper und Geist zu tun. Es ist nicht notwendig, dies mit dem perfekten Outfit zu tun. Es ist gleichgültig, welche Kleidung du am Anfang für den Sport verwendest, dem du dich widmen willst. Eine Jogginghose und ein Paar Turnschuhe hat doch wohl jeder im Schrank. Denk nicht zu lange darüber nach, sondern fang einfach an, und zwar jetzt.

Vor einigen Jahren berichtete ich einem guten Freund, nennen wir ihn Jörg, vom Golfen und wie viel Freude es mir macht, diesen kleinen Ball durch die Gegend zu schlagen. In den Augen des Freundes konnte ich gut erkennen, dass ich mit meinen Erzählungen scheinbar den richtigen Nerv getroffen hatte, er meinte, dass er das auch unbedingt ausprobieren müsse. Wir haben uns dann sofort für das folgende Wochenende zu ein paar Probeschwüngen verabredet. Die Begeisterung des Freundes setzte sich dabei fort, und wir hatten an dem Nachmittag richtig viel Freude. Jörg sagte mir am Ende des Tages, dass er sich gleich in der Folgewoche die richtigen Sachen zulegen und sich im Golfclub anmelden werde. Vier Wochen später trafen wir uns durch Zufall in der Stadt, wobei ich ihn natürlich auf die Fortschritte bei seinem Golfspiel ansprach. Etwas verschämt meinte er, dass er noch nicht die gesamte Ausrüstung zusammenhabe, er wolle sich die Schläger speziell auf seine Länge anpassen lassen, und das werde etwas dauern, daher sei er bislang noch nicht zum Spielen gekommen. Zuversichtlich berichtete er mir, dass es aber nur noch wenige Tage dauern werde, dann könne es endlich losgehen.

Es dauerte gute drei Wochen, bis wir uns wieder trafen. Meine erste Frage betraf natürlich das Golfspiel. Nun schien er noch um einiges mehr verlegen. Na ja, das mit den Schlägern habe nicht so richtig geklappt. Bei der Anpassung sei wohl ein Fehler unterlaufen, der erst korrigiert werden müsse. Also sei er immer noch nicht auf dem Platz gewesen. Ich kürze jetzt ab: Es hat ungefähr ein halbes Jahr gedauert, bis er zum ersten Mal den Golfplatz nach unserem ersten Gespräch betreten hat. Immer wieder waren es andere Ausreden, die dazu führten, dass er mit dem Sport nicht beginnen konnte. Das Problem: Er wollte alles perfekt vorbereitet haben, nichts dem Zufall überlassen – und vor lauter Vorbereitung blieb das Ziel fast auf der Strecke. Nämlich einfach bei viel Spaß und Freude die Natur genießen und dabei auch noch etwas für die Gesundheit tun.

Natürlich solltest du dir Gedanken machen, welche Ziele du mit deinen sportlichen Aktivitäten erreichen möchtest. In der ersten Phase solltest du zumindest die grobe und ungefähre Richtung festlegen. Mit der Zeit wird sich diese ungefähre Richtung konkretisieren und in festen Wünschen und dann später in konkreteren Zielen manifestieren. All das passiert beim TUN, mach dir also die Gedanken nicht zu sehr im Vorfeld, wenn du die ersten Schritte gehst. Oft erfolgen die nächsten Schritte dann wie von selbst und von ganz allein. Entscheidend ist: Setz dir kleine Ziele, und wenn du diese erreicht hast, dann gibt es zur Belohnung zum Beispiel die hypermodernen Turnschuhe.

Noch einmal zurück zu Jörg: Bei ihm hätten es für die ersten Wochen auch einfache Leihschläger getan. Dann hätte er in Ruhe verschiedene Schläger probieren können, hätte seine Erfahrungen gemacht und dann im zweiten Schritt die für ihn geeigneten, ja perfekten Schläger besorgen können. So hätte er nicht ein halbes Jahr gebraucht, bis er die ersten Schläge hätte ausführen können. Außerdem hätten die Schläger dann wahrscheinlich noch viel besser zu ihm gepasst, weil er über die Erfahrung verfügt hätte, welche Marke für ihn am besten geeignet ist.

Zielführender ist es, nicht gleich die perfekte Rundumlösung zu verfolgen. Sondern einfach zu beginnen, aber mit dem Mut zur Lücke: mit etwas bescheideneren Zielen, die realistisch und vor allem erreichbar sind. Lieber unperfekt gestartet als perfekt gezögert.

Überlege dir dabei auch, wie du mit den Einwänden deines inneren Schweinehundes umgehst. Die Suche nach der besten Ausrüstung ist in Wahrheit ja nur ein Grund dafür, dass wir gerade etwas nicht starten wollen. Es gibt unendlich viele solcher Ausreden, die uns daran hindern. Beim (Er)Finden von Ausreden sind manche von uns unglaublich kreativ, wenn uns auch sonst nie was einfällt, in dem Fall sind wir regelrechte Einfallskünstler.

Aber es gibt eine Lösung: Das Wichtigste ist, erst einmal zu erkennen, dass du eigene Vorwände vorschiebst. Es steckt bereits im Wort: Du errichtest einen Vor-Wand, also etwas, das dich an der Umsetzung hindert. In Wahrheit ist es etwas nur Vorgeschobenes, kein wirklicher Hinderungsgrund. Sich zu überwinden, etwas zu starten, etwas Neues zu beginnen ist immer eine Herausforderung, da kommen uns solche Vorwände sehr gelegen. Mach dir die Verwendung deiner Vorwände bewusst, konzentriere deinen Fokus darauf, diese Ausreden zu erkennen und sie wahrzunehmen. Mit der Wahrnehmung ist der erste Schritt getan, jetzt kannst du Überlegungen anstellen, warum dich dieser Vorwand daran hindert, zu starten, und ob der Beginn nicht auch schon möglich ist, *bevor* du den Vorwand beseitigt hast. In aller Regel wirst du zu dem Entschluss kommen, dass ein Start durchaus auch trotz des Vorwandes möglich ist. Nun brauchst du nur noch den dritten und letzten Schritt zu gehen: Du triffst eine Entscheidung, und zwar die Entscheidung, einfach zu starten. Den Vorwand beseitigst du, während du bereits gestartet bist, oft löst er sich dabei bereits in Wohlgefallen auf. Im Fall von Jörg wäre die Lösung gewesen, erst einmal mit Leihschlägern zu beginnen und sich parallel ordentliche Schläger zu besorgen.

Eine bessere Selbstwahrnehmung lässt dich deine eigenen Vorwände häufiger erkennen. Mit diesem Wissen kannst du ganz gezielt die Entscheidung treffen, trotz der Vorwände dein Vorhaben zu starten. Wage also immer öfter den ersten Schritt und lass dich nicht von dir selbst stoppen.

Gesund leben fängt im Kleinen an

Es geht nicht immer um die ganz großen Dinge. Gesund zu leben fängt bereits im Kleinen an. Du solltest jeden Tag darauf achten, an welchen auch kleineren Stellschrauben du drehen kannst, um etwas für deine Gesundheit zu tun. Wir schauen immer auf das große Ganze und übersehen dabei die vielen kleinen Möglichkeiten, die sich Tag für Tag bieten. Warum greifst du immer wieder zum Weißbrot? Kann es vielleicht auch mal das Vollkornbrot sein? Du benutzt immer wieder den Aufzug, wäre nicht auch die Treppe eine Möglichkeit? Du sitzt den ganzen Tag im Büro, kannst du beim Telefonieren nicht aufstehen und das Angenehme mit dem Nützlichen verbinden und dich während des Gesprächs bewegen? Es bedarf keiner Perfektion, um für deine Gesundheit wichtige Schritte zu gehen.

Nicht perfekt, aber oft ausreichend: Sich bewusst machen, welche Handlungen du alltäglich ausübst, und diese einfach mit gesundheitsfördernden Maßnahmen kombinieren. Man kann auch viel Bewegung und Gesundheitsförderung in den Alltag integrieren, ohne dass es »perfekte Sporteinheiten« oder »perfektes Ernährungsmanagement« sein müssen.

So erreichst du viel mehr als viele, die nichts tun, weil sie (immer noch) darüber nachdenken, wie sie etwas perfekt umsetzen können.

Das Perfektionsstreben verhindert also zuweilen den Start von gesundheitsfördernden Aktivitäten. Dies ist die eine Seite, bei der uns der Perfektionismus gern einen Strich durch die Rechnung macht. Zumindest nutzen wir ihn als Ausrede dafür, dass wir immer noch nicht mit der gesünderen Lebensweise angefangen haben. Auf der anderen Seite führt uns der Perfektionismus in die Übertreibung: Angetrieben von einem übermäßigen Ehrgeiz oder dem krankhaften Versuch, alles perfekt machen zu wollen, steigern wir uns so intensiv in die Themen hinein, dass wir das Maß, bei dem die Aktivität förderlich für unser Wohlbefinden wäre, weit überschreiten. Unsere sportlichen Aktivitäten etwa tragen dann dazu bei, dass unsere Knochen, Sehnen und Muskeln eher leiden, als dass sie gefördert werden. Beim Essen verfallen krankhafte Perfektionisten gern in extreme Essensgewohnheiten, wodurch sie sich zu einseitig oder zu unausgewogen ernähren. Das kann sich dann bis hin zu Essstörungen entwickeln. Dazu gleich mehr. Zunächst einmal gilt: Vergiss bei Sport und Gesundheit jegliches Perfektionsstreben! Wichtig ist, dass du etwas für dich und deine Gesundheit tust. Übertreibungen schlagen meistens ins Gegenteil um – du schadest dir mehr, als du dir nutzt. Strebe vielmehr eine Balance und innere Stabilität an und vergiss dabei nicht, dein Leben zu genießen.

Zwischen Anspannung und Entspannung

Unser Leben besteht aus Druck und Leistung. Die Ansprüche, die an uns gestellt werden, wachsen. Gleichzeitig steigen die Ansprüche, die wir an uns selbst stellen. Aus Angst um den Job oder aus der Befürchtung heraus, das zu verlieren, was wir uns bereits aufgebaut haben, geben wir Vollgas und versuchen, alles möglichst perfekt zu machen. Oft glauben wir, dass uns die rasante Lebensfahrt mit dem durchgedrückten Gaspedal auch schneller ans Ziel gelangen lässt. Aber auf dem Weg zum Ziel sind immer Hindernisse und Hürden zu überwinden. Da ist es notwendig, auch einmal zu bremsen und auszuweichen oder eine

Geschwindigkeitsbegrenzung zu beachten, weil die Fahrt ansonsten zu gefährlich ist, oder einen kleinen Umweg in Kauf zu nehmen. Außerdem würde, wenn du immer weiter Vollgas gibst, irgendwann der Motor überhitzen. Das Ergebnis heißt dann oft genug Burn-out. Um dauerhaft hohe Leistung bringen zu können, ist es notwendig, zwischen Anspannung und Loslassen oder Entspannung zu wechseln. Zur richtigen Zeit Vollgas zu geben und im richtigen Moment die Anspannung loszulassen und zu entspannen – das ist aus meiner Sicht der zielführende Weg. Wir Menschen benötigen Phasen der Entspannung und des Innehaltens, in denen wir den leeren Akku auftanken können. Dabei muss jeder von uns seinen eigenen Weg finden – es gibt mehrere Tankstellen mit verschiedenen Zapfsäulen, an denen jeder ganz individuell seine Widerstandskräfte stärken kann.

Der wichtigste Termin deines Lebens

Um deinen Körper und Geist auf Dauer in Bestform zu halten und gesund zu bleiben, ist es notwendig, dass du auf die Anzeichen hörst, die dir vielleicht signalisieren, dass eine Änderung deiner Lebensgewohnheiten sinnvoll wäre. Genau das tun wir häufig nicht mehr. Die verheerenden Folgen: viel zu lange Vollgas fahren und nicht merken, dass der Motor qualmt. Hindernisse nicht rechtzeitig erkennen und einfach drüberbrettern, anstatt im richtigen Moment vom Gas zu gehen und auszuweichen. Besser wäre es, einen niedrigeren Gang einzulegen, um in Ruhe nachdenken zu können, wie wir das Hindernis am besten überwinden oder es effektiv umfahren können. Oft gibt dir dein Unterbewusstsein ein Signal, dass du auf dich achten solltest. Mithilfe deiner Intuition und deines Bauchgefühls wirst du spüren, dass es Zeit ist, etwas zu verändern. Du musst die Zeichen nur wahrnehmen und darauf reagieren. Wenn es qualmt, einfach weiter Vollgas zu fahren, mag dich vielleicht noch ein paar Meter näher ans Ziel bringen, doch dann ist es irgendwann vorbei, dann kommt der Komplettausfall. Es ist also durchaus sinnvoll, von vornherein dafür zu sorgen, dass sich die Phasen der An- und Entspannung abwechseln, um zur Ruhe zu kommen und dem Körper und dem Geist Zeit zur Regenerierung zu geben. Ich rede allerdings nicht davon, ein- oder zweimal im Jahr in den Urlaub zu fahren – und das war es dann mit der Regenerierung. Nein: Das Konzept »Anspannung und Loslassen« solltest du jeden Tag zur Anwendung bringen, und das ist auch durchaus möglich, weil dafür kurze Zeitintervalle genügen. Natürlich kann es auch Phasen geben, in denen du mal eine Woche so richtig Vollgas geben musst und die Loslassphasen kürzer ausfallen. Das darf nur kein Dauerzustand sein. Dauerhaft brauchst du die Kombination aus An- und Entspannung und eine Regelmäßigkeit und Kontinuität. Wenn du mir jetzt erzählen willst, dass du dir das nicht leisten kannst oder einfach zu viel zu erledigen hast, dann möchte ich dir sofort widersprechen und dir entgegenhalten, dass du unbedingt an deinem Zeitmanagement arbeiten musst.

Loslass- und Entspannungsphasen gehören genauso in deinen Terminkalender wie alle anderen Termine auch.

Um möglichst gute Leistungen erbringen zu können, bedarf es einiger Hilfsmittel, so etwa der Zeitmanagementtechniken. Allerdings: Das perfekte Hilfsmittel bist du selbst – dein Geist und dein Körper. Sorge dafür, dass du Geist und dein Körper ordentlich behandelst, sie sind nicht austauschbar.

»Schnell kann die Sorgfalt Sorgenfalten machen.«
Michael Marie Jung (*1940), Professor, deutscher Hochschullehrer, Führungskräftetrainer und Coach

Deine Ruhephasen in den täglichen Ablauf einzuplanen hilft, diese auch wirklich einzuhalten. Ich trage mir meine Auszeiten genauso in den Kalender ein wie jeden anderen Termin. Und ich verschiebe diese Ruhephasen genauso wenig wie andere wichtige Termine. Entscheidend ist, dass du die Zeit für dich oder deinen Sport nicht anders einordnest als geschäftliche Termine. Wenn du dies nicht tust, dann werden diese Termine ständig verschoben, und du hängst wieder im üblichen Hamsterrad.

Natürlich kommt immer wieder irgendetwas dazwischen, was gerade scheinbar wichtiger ist. Es spielt aber keine Rolle, ob es sich um den täglichen kurzen Spaziergang handelt, um deinen täglichen Lauf im Park, um den geplanten Kinobesuch mit deinem Partner oder um ein Golfspiel mit Freunden: Du solltest all diese Termine genauso respektieren und achten wie den existenziell wichtigen Geschäftstermin. Jeder eingetragene Termin (zu dem du dich entschieden hast) besitzt dieselbe Wichtigkeit. Übrigens, zum Thema Golfspiel fällt mir noch ein schönes Beispiel ein.

Alle zwei Monate verabrede ich mich mit einem guten Freund zum Golfspielen. Für mich ist das immer die optimale Gelegenheit, um abzuschalten, die Seele baumeln zu lassen und ein nettes Gespräch über Gott und die Welt zu halten. Alles ungezwungen und locker. Keine Hintergedanken, keine Verpflichtungen, einfach mal eine schöne Zeit haben. Der Termin steht fest im Kalender, nämlich freitags. In dieser Situation erreichte mich eine Anfrage zu einem Training. Das Training hätte immer freitags stattgefunden, der Kunde konnte ausschließlich an diesem Tag. Die Konditionen hätten gestimmt, in der Branche des Kunden kannte ich mich gut aus, das Training wäre mir leichtgefallen und der Kunde wollte unbedingt mich haben. Allerdings: Den Termin zum Golfspielen hatten wir bereits seit längerer Zeit festgelegt, und für uns war es nicht so einfach gewesen, einen gemeinsamen Nenner zu finden. Was also tun?

Ich habe mich entschieden, das Training abzusagen. Der Tag war ja für das Treffen mit meinem Freund geblockt. Natürlich habe ich dadurch Geld verloren, nicht nur für das eine Training, sondern vielleicht auch für Folgetage. Ich habe aber auch etwas gewonnen, nämlich einen Tag, der für meinen Ausgleich enorm wichtig ist, der mir große Glücksmomente bringt und bis heute dafür sorgt, dass ich gesundheitlich im Gleichgewicht bleibe.

Unsere Auszeiten sind zu wichtig, um leichtfertig aufgegeben zu werden. Natürlich ist es richtig, in der konkreten Situation abzuwägen. Es kommt immer darauf an, um was genau es geht. Letztendlich aber bleibt festzuhalten: Deine Auszeiten sind ein wichtiger Bestandteil für ein glückliches Leben, die du darum fest in deinen Alltag integrieren solltest. Ausreden, warum wir gerade keine Zeit haben, eine Pause zu machen oder durchzuatmen, liegen zwar immer bereit. Aber gerade deswegen: Nimm dir Zeit für dich, für deinen Partner und auch für deine Freunde. Diese Zeit hindert dich nicht daran, davor und danach Gas zu geben und Leistung zu bringen. Im Gegenteil:

Auszeiten verschaffen deinem Körper die Energie, die er braucht, um an anderer Stelle wieder mit Vollgas einsetzbar zu sein. Und sie verschaffen deinem Geist die Kreativität und Flexibilität, die er braucht, um wieder auf Hochtouren zu laufen. Es gibt immer Wege und Möglichkeiten, solche Auszeiten zu nehmen. Du musst es nur wollen und zulassen – es fällt leicht, wenn du bedenkst, dass sie deine Leistung steigern.

Wie viel Zeit du für solche Ruhephasen einplanst, liegt an dir. Jeder Mensch ist da anders. Achte auf die Zeichen deines Körpers, achte darauf, wobei du dich wohlfühlst und was deinem Glücksgefühl förderlich ist. Das Leben besteht aus mehr als nur aus Arbeit, du hast nur dieses eine Leben und ein begrenztes Zeitfenster. Nutze es, um einen möglichst hohen Grad an Zufriedenheit und Glück zu erreichen.

Nimm dir Zeit zum Nachdenken

- Welche inneren Ressourcen oder äußere »Kraft-Tankstellen« hast du, an denen du deinen Akku aufladen kannst?
- Welche »Kraft-Tankstellen« würdest du gerne zusätzlich nutzen? Was willst du zusätzlich Positives in dein Leben ziehen?
- Welche Loslassphasen baust du bisher in deinen Alltag ein?
- Welche Loslassphasen wirst du zukünftig nutzen?

Ab sofort gilt: Terminiere deine Loslass- und Ruhephasen!

Gesunder Lebensstil durch Ausgewogenheit

Dass Sport und Fitness unsere Gesundheit fördern, ist wohl jedem bewusst. Lass mich jedoch zuerst auf einen anderen Aspekt des Sports eingehen, der häufig völlig unterschätzt wird.

Der Zusammenhang von Sport und Persönlichkeitsentwicklung

Sport ist nicht nur für unseren Körper gut, er sorgt auch für weitere Lerneffekte. Um im Leben erfolgreich zu sein und sich zu entwickeln, sind wohl bestimmte Charaktereigenschaften von Wichtigkeit. Dazu gehören meiner Erfahrung nach unter anderem Disziplin, Durchhaltevermögen, Durchsetzungskraft, Übernahme von Verantwortung und Problemlösungsfähigkeit. Meine Überzeugung nun ist: All diese Eigenschaften entwickeln sich insbesondere beim Sport. Zudem handelt es sich um Eigenschaften, die auch für das unternehmerische Denken oder für Führungsaufgaben von Wichtigkeit sind. Sport dient also nicht nur der Fitness und Gesundheit, sondern auch der Entwicklung einer Führungspersönlichkeit. Dies gilt übrigens bereits in jungen Jahren. In der Kindheit fördert der Sport wichtige Charaktereigenschaften, die uns im späteren Leben von Nutzen sind. Kinder können beim Sport wichtige soziale Erfahrungen machen und dabei unterschiedliche Werte kennenlernen. Sportliche Betätigung kann dazu beitragen, selbstbewusster zu werden. Erfolge, die wir im Sport erreichen, wirken sich positiv auf das eigene Selbstvertrauen aus. Teamsportarten wie etwa Volleyball, Fußball, Basketball und Handball fördern wichtige soziale Kompetenzen, Rücksichtnahme, Teamgeist, Empathie – das sagt Gernot Schauer, Sportwissenschaftler und klinischer Gesundheitspsychologe aus Linz (vgl. dazu und zum Folgenden Wimmer 2020). Bei Teamsportarten ergibt es keinen Sinn, nur auf sich zu schauen, wir lernen dabei, uns mit anderen abzustimmen, Rücksicht zu nehmen und das größere Ganze zu betrachten. Auch auf die Schwächen der anderen zu achten und diese eventuell durch die eigenen Stärken auszugleichen, wird beim Teamsport gefördert. Das bedeutet: Wer im Team aktiv ist, bannt die Gefahr vor sozialer Isolation, so Schauer. Sport unterstützt uns auf der einen Seite, unser Durchhaltevermögen zu steigern, und auf der anderen Seite, Niederlagen »sportlich« zu nehmen. Der Sportpsychologe bestätigt, dass neben der körperlichen auch die psychische Widerstandsfähigkeit, die Resilienz, gesteigert wird, wenn wir oft und richtig trainieren.

Mit Siegen und Niederlagen gleichermaßen umgehen können, macht resilient

Der Historiker und Unternehmer Rainer Zitelmann hat 45 Hochvermögende interviewt und berichtet über die Ergebnisse in seinem Buch »Psychologie der Superreichen« (Zitelmann 2018). Er hat festgestellt, dass mehr als die Hälfte der Unternehmer, mit denen er gesprochen hat, in ihrer Jugend als Schüler Leistungssport oder Breitensport auf einem sehr hohen Niveau betrieben haben. Durch diesen Sport lernten sie frühzeitig, mit Siegen und Niederlagen umzugehen und sich gegen Konkurrenten durchzusetzen. Sie entwickelten dadurch ein starkes Vertrauen in die eigene Leistungsfähigkeit. Die meisten Gesprächspartner waren keine Mannschaftssportler, sondern Einzelkämpfer. Das könnte bedeuten: Im Sport lernen wir, uns durchzusetzen, an unsere eigenen Grenzen zu gehen und uns dem Wettbewerb zu stellen. Und das sind Eigenschaften, die auch bei der Gesamtentwicklung der eigenen Persönlichkeit von Vorteil sind. Dieses Wissen kann für den einen oder anderen Menschen ein Antrieb sein, in »seinem« Bereich noch mehr zu unternehmen und sich zu motivieren, sportlich aktiv zu werden. Aber Achtung: Menschen, die von Natur aus zu sehr nach Perfektion streben, sollten beachten, dass auch hier der Grat zwischen gesundem und übertriebenem Perfektionismus nur sehr schmal ist.

Zurück zu dem Zusammenhang zwischen Sport und Persönlichkeitsentwicklung: Oliver Kahn empfiehlt in seinem Buch »Ich. Erfolg kommt von innen« (Kahn 2008) anderen Spitzensportlern, in dem Bereich, in dem sie etwas schaffen wollen, intensiv zu experimentieren. Nicht sinnlos und unsinnig, aber ausgelassen und offen. Es geht nicht darum, sich immer und immer wieder auf die Fehler zu konzentrieren, sondern darum, offen zu prüfen, welche Wege es geben könnte, ein Hindernis zu überwinden. Es geht demnach auch hier um eine Blickwinkelveränderung, um die Fähigkeit, zu Dingen, aber auch Personen eine andere und neue Perspektive einzunehmen. Sport unterstützt uns dabei, Stärke zu entwickeln, lösungsorientierter zu denken und sich auf die Stärken zu fokussieren, über die wir verfügen.

Das richtige sportliche Maß finden

Grundsätzlich musst du für dich die Frage beantworten, was du mit deinen sportlichen Aktivitäten erreichen möchtest. Möchtest du Spitzenleistungen erzielen oder möchtest du deine Fitness und Gesundheit auf eine solide Basis stellen? Bedenke dabei: Übermäßiger Sport kann genau das Gegenteil von dem bewirken, was du dir davon erhoffst, er kann sogar gesundheitsschädlich sein. Es ist wichtig, das richtige Maß und die ausgewogene Mischung zu finden. Wenn du mehr willst oder es sogar dein Ziel ist, Profi zu sein, dann wirst du dies unweigerlich mit einem stärkeren Verschleiß deines Körpers bezahlen müssen.

Ein guter Freund von mir ist zwar kein Spitzensportler, doch: Wenn er etwas macht, dann will er das immer mit 120 Prozent richtig machen. So läuft er seit Jahren fast jeden Morgen gute 20 Kilometer. Er hat sein Trainingsprogramm selbst erstellt, er weiß, welches Training ihm am besten hilft, er hat sich intensiv in das Thema eingelesen und sich informiert. Er hat optisch einen sehr gut durchtrainierten Körper, er zeigt Disziplin und macht einen fitten und gesunden Eindruck. So war zumindest mein bisheriger Eindruck. Mittlerweile machen sich jedoch die ersten Beschwerden bei ihm bemerkbar. Jedes Mal, wenn wir uns sehen, berichtet er mir von einem neuen Vorfall. Seine Gelenke und Sehnen werden immer anfälliger. Vor Kurzem hatte er einen Meniskusriss, der ihn für längere Zeit außer Gefecht gesetzt hat. Nachdem der Riss ansatzweise gut verheilt war und er wieder annähernd normal gehen konnte, dauerte es nicht sehr lange bis zum nächsten Vorfall, nun kämpft er mit einem Riss der Achillessehne. Jetzt kannst du einwenden, er habe wohl falsch trainiert, vielleicht hat er sich nicht genug im Vorfeld gedehnt, hat vielleicht die Ruhephasen nicht eingehalten. Bitte versteh mich nicht falsch, ich möchte in keiner Weise andeuten, dass es schlecht oder von Nachteil ist, Sport zu treiben, genau das Gegenteil ist der Fall. Ich finde Sport sehr wichtig für unsere Gesundheit, Fitness und unser Wohlbefinden. Mir geht es allein darum, dass du dir bewusst machst, dass uns der Perfektionsgedanke dazu verleiten kann, zu viel des Guten zu wollen, es einfach zu übertreiben und dadurch das Gegenteil von dem zu bewirken, was wir eigentlich wollen, nämlich möglichst gesund zu leben. Und genau das sollte doch dein Ziel sein, damit du ein langes gesundes Leben führen kannst.

Über Cristiano Ronaldo habe ich bereits zuvor berichtet. An seinem Beispiel können wir nachvollziehen, welchen Erfolg man auch durch übermäßigen Perfektionismus erreichen kann. Gerade im Spitzensport kommt es darauf an, Bewegungen so perfekt wie möglich auszuführen. Daher wird alles darangesetzt, dieser Perfektion möglichst nahezukommen. Dieser enorme Perfektionsdrang, den Spitzensportler sehr häufig verspüren, führt dann zu erheblichem Ärger, zu Wut und Frustration, wenn dieses Streben immer weiter getrieben wird. Es gelingt selten, die erreichten Leistungen auch einmal anzuerkennen, es wird immer weiter an der Perfektionsspirale gedreht. Statt sich über das Erreichte zu freuen, wird mehr über das gegrübelt, was man nicht geschafft hat. Die von sich geforderten Leistungen streben zuweilen ins Irrational-Unerreichbare, sodass suchtähnliche Verhaltensweisen entstehen können. Nun müssen wir genau differenzieren: Für Spitzensportler ist das Streben nach Perfektion nicht von Haus aus schlecht, wenn es gelingt, die negativen Emotionen, die bei Nichterreichung eines Zieles entstehen, zu kontrollieren und die erbrachte Leistung trotzdem wertzuschätzen. Für den sportlichen Otto Normalverbraucher hingegen gilt, was wir bereits in anderem Zusammenhang festgestellt haben: Ein zu stark ausgeprägter Perfektionismus kann in zweifacher Weise negativ beeinflussen: Entweder verhindert er, überhaupt mit dem Sport zu beginnen, weil einfach alles noch nicht perfekt genug vorbereitet ist. Oder er zwingt ihn dazu, das richtige Maß zu verlieren. Wiederum scheint mir die richtige Balance der Schlüssel zu Zufriedenheit und Glück zu sein.

Das richtige Maß findest du, wenn du Bewegung und Sport nutzt, um dich zu entwickeln, um stärker zu werden, nicht nur körperlich, sondern auch im Geist. Entdecke den Sport, der dir Spaß und Freude macht. Es bringt nichts, wenn du dich zu jeder Bewegung zwingen musst. Du brauchst Freude an dem, was du tust, damit dich deine eigene intrinsische (innere) Motivation antreibt. Verlange keine Perfektion (wenn du nicht gerade Spitzensportler werden willst).

Verbessere dich, setze dir erreichbare Ziele und steigere die Dosis stückchenweise.

Aber Achtung: Wenn du aktiv Sport betreibst, wird der wichtige Glücksbotenstoff Dopamin ausgeschüttet. Dieser sorgt dafür, dass du etwas bereits positiv Erfahrenes wieder und immer wieder erfahren willst: Es besteht die Gefahr, über den Sport eine Sucht zu entwickeln. Wenn du bereits Sport betreibst, weißt du wahrscheinlich, was ich meine. Wenn du eine ganze Zeit lang zum Beispiel regelmäßig läufst und dann gezwungenermaßen eine Woche Pause einlegen musst, dann merkst du sehr schnell, dass dir etwas fehlt. Also: Lauf nicht in die Perfektionsfalle.

Ein Wort zur Ernährung

Wenn ich mir Berichte und Studien zur Frage der richtigen Ernährung anschaue, glaube ich, dass sich die Wissenschaftler selbst noch nicht so richtig einig sind. Das, was gestern noch wärmstens empfohlen wurde, stellt sich heute schon als gesundheitsschädlich heraus. Paleo, Low Carb, Low Fat, vegan, vegetarisch, glutenfrei, Weiß- oder Dunkelmehl, mehr oder weniger Protein: Was ist denn nun das Richtige? Ich vermute, wir machen uns bei diesem Thema entweder zu viel oder zu wenig Gedanken. Entweder essen wir einfach drauflos und achten nicht darauf, was wir unserem Köper gerade wieder antun, oder wir verfallen wieder in das andere Extrem und kauen buchstäblich bei jedem Bissen die Frage durch, ob er wirklich zu unserer ganz individuellen Ernährungsweise, unserer Ernährungslehre, an die wir glauben, passt.

Orthorexie: Die Krankheit der perfekten Ernährung

Man kann den Perfektionismus in Sachen »reiner Ernährungslehre« tatsächlich bis zur Besessenheit steigern. Orthorexie resp. Orthorexia nervosa ist der Fachbegriff für die »Besessenheit von gesundem Essen«, ein überperfektioniertes Essverhalten, das durchaus krankhafte Züge annehmen kann (obwohl es noch kein anerkanntes Krankheitsbild ist) und zu erheblichem Leidensdruck führt. Ganz abgesehen davon, dass dieser Überperfektionismus teilweise mit Fehlernährung (einseitig) oder Missbrauch von Nahrungsergänzungsmitteln und Ähnlichem einhergeht. Das Einhalten von äußerst strikten Ernährungsregeln, die einmal als vermeintlich »gesund« erkannt oder bezeichnet wurden, beherrscht ihr Leben, Denken und ihre Tagesgestaltung und macht Orthorektiker ... tja, krank.

Das ist jetzt etwas provokant ausgedrückt. Um kein Missverständnis aufkommen zu lassen: Ich bewundere Menschen, die sich für einen speziellen Weg entscheiden und den auch durchhalten. Und natürlich respektiere ich auch jede Ernährungsentscheidung. Jeder sollte den für sich angemessenen Weg finden und gehen. Die Frage ist, ob wir die Entscheidung wirklich rein aus Gesundheitsgründen treffen. Oder nur, weil wir glauben, einem Absolutheitsanspruch nachkommen zu müssen. Sollten wir nicht auch einmal eine Ausnahme zulassen können? Müssen wir uns hundertprozentig an die eigene Vorgabe halten? Es geht nicht darum, den einmal eingeschlagenen Weg für immer zu verlassen, sondern eine gewisse Flexibilität und Leichtigkeit an den Tag zu legen.

Die Deutsche Gesellschaft für Ernährung (DGE) empfiehlt folgende Verhaltensweisen beim Essen:

1. vielfältig essen
2. viel Getreide und Kartoffeln
3. fünf Portionen Obst und Gemüse pro Tag
4. Fisch ein- bis zweimal wöchentlich
5. Fleisch und Wurst in sehr engen Maßen
6. wenig Fett
7. Zucker und Salz in Maßen

Wenn du dich an diese sieben Regeln hältst bzw. dir diese immer wieder bewusst machst, hast du mehr erreicht, als wenn du durch das Streben nach einer wie auch immer gearteten perfekten Ernährung von einem Extrem ins andere fällst und so etwa durch übermäßige Diäten oder vollkommenen Verzicht nichts weiter als den berühmt-berüchtigten Jo-Jo-Effekt erzeugst, also immer wieder nur eine Gewichtszunahme nach einer Reduktionsdiät erreichst. Finde den für dich angemessenen Weg und lass dich auch beraten. Bei den meisten Menschen wäre das Einhalten der DGE-Empfehlungen bereits ein Riesenschritt in die Richtung einer gesunden Ernährung.

Ich bin sicher kein Ernährungsberater, aber ich bin Perfektionsexperte, und daher weiß ich, was ein übermäßiges Perfektionsstreben bei uns in Bezug auf unsere Ernährung bewirken kann. Mir geht es darum, dich für das Thema zu sensibilisieren und dir bewusst zu machen, wo deine möglichen Schwachstellen liegen könnten, damit du intensiver über deine diesbezüglichen Verhaltensweisen nachdenken kannst.

Starke Impulse und Denkanstöße aus Kapitel 4

- Perfektionisten leben häufig im Dauerstress; Körper, Geist und Seele leiden unter dem Druck.
- Der zu starke Drang nach Perfektion hindert uns daran, ins Handeln zu kommen.
- Ruhe finden, Pausen einhalten, sich auch einmal Zeit für sich selbst nehmen, Loslassphasen in den Alltag einbauen – dies ist wichtig, um konstant Leistungen erbringen zu können.
- Bewegung und Sport verhelfen zu Gesundheit und hoher Leistungsstärke. Ganz nebenbei produzieren wir so echte Glücksgefühle.
- Eine abwechslungsreiche und ausgewogene Ernährung hilft uns, Extreme bei der Ernährung zu vermeiden.
- Der Mut zur Lücke führt zu einem gesunden und ausgewogenen Lebensstil.

Kapitel 5: Mit Mut zur Lücke zu innerem Reichtum

Viele Menschen sind der Meinung, ihr Leben wäre dann vollends perfekt, wenn sie endlich so richtig reich wären. Wenn sie so wie Dagobert Duck im Geldspeicher im Geld baden könnten. Im Geld sitzen, es hochwerfen und so richtig damit um sich schmeißen, so wie der liebe Dagobert es in den Comics so schön vorlebt – das fühlt sich wirklich verlockend an. Ich wette, 90 Prozent der Leser können mir bei dieser Einleitung absolut zustimmen. Du auch? Wenn nicht, gehörst du zu den wenigen 10 Prozent, die Glück nicht unbedingt mit äußerem Reichtum gleichsetzen. Wobei ich zumindest bezogen auf unsere westliche Zivilisation behaupte, dass für die meisten Menschen das Glücksempfinden mit einer gewissen finanziellen Grundabsicherung einhergeht. Befassen wir uns also damit, wie es um das Verhältnis zwischen unserem Glücksempfinden und materiellem Reichtum grundsätzlich ausschaut. Wäre unser Leben perfekter, wenn wir reich(er) wären?

Äußerer Reichtum sorgt nur für ein extrinsisches Glücksgefühl

Oft dreht sich in unserem Leben alles nur ums Geld. Wir glauben, dass wir glücklicher und erfüllter leben können, wenn wir mehr Geld besitzen. Grundsätzlich ist das kein schlechter Gedanke. Geld zu haben beruhigt und beseitigt eine ganze Menge Sorgen, die uns dann begleiten, wenn uns wenig oder kein Geld zur Verfügung steht. Der Wunsch nach mehr Geld und das damit suggerierte Glück treibt uns zur Leistungssteigerung an. Der Gedanke, mehr Geld besitzen oder verdienen zu wollen, ist also nicht vom Grundsatz her falsch oder verwerflich. Die meisten Menschen streben nach Reichtum und den damit verbundenen Vorstellungen von Freiheit und Wohlstand. Sich leisten können, was man will, machen können, was man will, nicht abhängig sein von anderen – das ist für viele ein erstrebenswertes Ziel. So das Vorurteil. Aus Studien wie der DEGS-Studie (DEGS-Studie zur Gesundheit Erwachsener in Deutschland, siehe www.degs-studie.de/deutsch/studie.html) des Robert Koch-Instituts (RKI) geht hervor, dass wohlhabende Menschen anscheinend weniger oft krank sind. DEGS ist Teil des Gesundheitsmonitorings des RKI. Mit der Studie erhebt das Institut seit 2008 bundesweit Daten zur Gesundheit der in Deutschland lebenden Erwachsenen. Bei steigendem Reichtum steigt der Anteil der Personen, die sich in einem guten Gesundheitszustand befinden. In der Regel ist dies jedoch nicht dem Geld, sondern dem Lebenswandel geschuldet. Wohlhabende Menschen achten häufig mehr auf ihre Gesundheit, sie rauchen weniger, trinken weniger Alkohol, ernähren sich gesünder und treiben mehr Sport.

Es ist also nicht das Geld, das die bessere Gesundheit fördert, sondern die Einstellung zum eigenen Verhalten, die bei wohlhabenden Menschen oft ausgeprägter ist. In der Regel machen sich Menschen mit höherem Einkommen weniger Sorgen, arme Menschen leiden oft länger und intensiver bei Problemen in der Partnerschaft, bei Einsamkeit oder Krankheit. Hinzu kommt: Das soziale Umfeld sorgt häufig für eine eher negative Einstellung. Man unterhält sich über die negative Politik, die schlechten Sozialleistungen, den unbefriedigenden Arbeitsmarkt, den geringen Verdienst. Es wird sich wenig lösungsorientiert unterhalten, eher werden scheinbare Probleme ausgiebig diskutiert. Die Folge: Die Menschen ziehen sich gegenseitig herunter und geraten immer tiefer in eine Abwärts- und Negativspirale hinein. Die Antriebskräfte leiden, es fällt den Menschen immer schwerer, sich daraus zu befreien.

Ungefähr sieben Millionen Menschen spielen jährlich in Deutschland Lotto, wohl auch getrieben von dem Gedanken, dass sie durch das Geld glücklicher werden würden, weil es ihnen endlich das perfekte Leben ermöglichen würde. Geld spielt im Leben der meisten Menschen eine große Rolle, auch wenn bei ungefähr 5000 Euro Haushaltseinkommen im Monat das Glücksgefühl nicht mehr wesentlich steigt. Dies fand der israelisch-US-amerikanische Psychologe und Wirtschaftsnobelpreisträger Daniel Kahneman heraus (siehe Timmler 2017). Demnach nimmt unser Glücksgefühl und unser emotionales Wohlbefinden bei steigendem Wohlstand ab einer bestimmten Grenze nicht mehr zu. Die Zufriedenheit mit unserem Leben allerdings schon. Der Anteil, den materielle Dinge am Glücklichsein haben, wird geringer. Auch Rainer Zitelmann bestätigt in seinem Buch »Reich werden und bleiben« (2015), dass die Zufriedenheit der Menschen sich unabhängig vom Einkommen weiter erhöhe, und verweist dabei auf diverse Studien. Dies bedeutet, dass größerer Reichtum kaum noch Auswirkung auf unser Glücksgefühl hat, die innere Zufriedenheit dabei aber trotzdem weiter steigen kann.

Vivian Timmler (Timmler 2017) schreibt dazu: »Wissenschaftler und Ökonomen auf der ganzen Welt sind sich mittlerweile einig, dass Geld allein nicht zufrieden macht, zumindest nicht mehr ab einer gewissen Schwelle. Die beiden Wirtschaftsnobelpreisträger Daniel Kahneman und Angus Deaton haben ein jährliches Einkommen von 75 000 Dollar, also umgerechnet etwa 64 000 Euro, als diese Grenze ausgemacht. Bis zu dieser Schwelle macht Geld ihnen zufolge glücklich. Alles, was darüber hinausgeht, hat keinen signifikanten Einfluss mehr auf die Zufriedenheit eines Menschen, da er sich an eine komfortable finanzielle Lage bereits gewöhnt hat und seinen Lebensstil mit jeder Gehaltserhöhung nur noch minimal anpasst.«

Hilke Brockmann von der Jacobs University in Bremen relativiert dies ein wenig. Die Soziologin beschäftigt sich mit der Fragestellung, was Menschen glücklich macht. Im Spiegel 5/2020 heißt es (Kullmann 2020, S. 114–115), Hilke Brockmann »hält die Erkenntnis, dass Geld kein unbegrenzter Glücksbringer sei, für ›eines der größten Hallo-Ergebnisse der Glücksforschung‹«. Dann aber heißt es: »Wie viel Geld genau glücklich mache, ob dazu 65 000 reichten oder es doch 100 000 Euro im Jahr brauche, kann Brockmann nicht sagen. Sie geht wie die meisten Forscher davon aus, dass diese Summe davon abhängt, wie ein Mensch sich im Vergleich zu seiner Umgebung behandelt fühle. Denn es sei vor allem die Ungleichheit, die einen unglücklich mache.«

Für mich bedeutet das vor allem:

Geld spielt in unserem Leben auf jeden Fall eine wichtige Rolle. Geld allein ist jedoch nicht ausschlaggebend für unser Glücksgefühl. Das reine Streben nach immer mehr Geld und die Suche nach wachsendem materiellem Reichtum führt schnell zur chronischen Unzufriedenheit.

Intrinsische Zufriedenheit führt zu innerem Reichtum

Das gesunde Streben nach mehr Einkommen treibt uns an und sorgt für Entwicklung. Dann kann es uns dabei unterstützen, ein Glücksgefühl zu empfinden. Oder zumindest Zufriedenheit. Die Glücksforschung unterscheidet hier zwei Kategorien: »Dem Glück als Hochgefühl – einem flüchtigen Zustand. Und der Zufriedenheit, die wir in unserem Leben spüren – einem nachhaltigen Glück.« (Kullmann 2020, S. 114) Wenn es uns gelingt, dauerhaft Zufriedenheit zu verspüren, wir aber trotzdem nach mehr streben, wir also weitere Ziele haben, die uns nach vorn treiben und uns dabei unterstützen, uns zu entwickeln, dann haben wir die beste Grundlage geschaffen, um unser Leben wirklich genießen zu können. Meine »Formel« dafür lautet:

Zufriedenheit anstreben und erreichen – immer aber auch nach mehr streben. So wird sich ab und an auch ein wahres Glücksgefühl einstellen, das, wie wir ja wissen, nie von Dauer sein kann. Ein dauerhafter Glückszustand würde nicht mehr als solcher empfunden werden – sondern als »the new normal«. Und was könnte dann noch geschehen, was noch besser wäre, um wieder neue Momente des Glücks zu empfinden?

Allerdings: Wenn wir stets mit dem Ist-Zustand unzufrieden sind, weil wir zu sehr nach noch mehr Perfektion in Bezug auf unsere Einkommen gieren und damit den Moment vergessen, dann erzeugen wir genau das Gegenteil: Wir empfinden ein Unzufriedenheitsgefühl, das uns nicht antreibt, sondern bremst. Wir sind dann nicht in der Lage, den Augenblick zu genießen. Manchmal sind es die kleinen Dinge im Leben, die für echte Glücksmomente sorgen. Ich sitze gerade wieder einmal in der Sonne und schreibe. Ich habe mir vorgenommen, das siebte Kapitel nochmals zu überarbeiten. Ich greife ein wenig vor, aber es passt eben gerade so wunderschön zum Thema. Der erste Satz, den ich damals in diesem Kapitel geschrieben habe, beginnt mit den Worten: »Ich sitze gerade in der Sonne und schreibe.« Als ich nun diesen Satz gelesen habe, den ich ungefähr ein halbes Jahr zuvor verfasst habe, überflutet mich ein wahnsinniges Glücksgefühl. Ich kann es nicht richtig erklären, es war einfach plötzlich da, das Bewusstsein, dass ich vor Kurzem genau das Gleiche gemacht, nämlich bei strahlendem Sonnenschein geschrieben habe. Ich kann das starke Glücksgefühl kaum in Worte fassen. Das Bewusstsein, dass es oft die kleinen Dinge im Leben sind, die uns ein wirkliches Zufriedenheits- oder gar Glücksgefühl geben, musste ich im Laufe meines Lebens erst erlernen.

Seit meinem 21. Lebensjahr habe ich gelernt, mein Leben mit Zielen zu organisieren. Mir ist dabei bewusst geworden, wie wichtig Ziele für mein Wachstum und meine Entwicklung sind. Ich konnte durch das Erreichen meiner Ziele mein Selbstwertgefühl und mein Selbstbewusstsein deutlich steigern. Ich strebe heute, 30 Jahre später, noch genauso nach neuen Zielen wie in meiner frühen Lebensphase. Eins hat sich jedoch gravierend verändert: In jungen Jahren ist es mir nicht gelungen, mit dem Ist-Zustand zufrieden zu sein, es hat mich immer nach mehr getrieben, ohne das Erreichte genießen zu können. Ich verspürte eine konstante Unzufriedenheit, obwohl ich immer wieder durch das Erreichen von Zielen wahrhaftige Glücksgefühle erleben durfte. Nur wirklich glücklich wurde ich dabei nicht. So jedenfalls mein Empfinden damals. Erst viele Jahre später konnte ich begreifen, dass mein extremes Streben nach Perfektion, nämlich ***nach einem dauerhaften Glück****, mich daran gehindert hat, das Gefühl einer tiefen Zufriedenheit als einen akzeptablen Zustand zu bejahen.*

Den Unterschied zwischen einem Glücks-Hochgefühl, das nie lange andauert und eher flüchtig ist, und einer länger andauernden Zufriedenheit müssen viele Menschen in einem manchmal schmerzhaften Entwicklungsprozess erkennen.

Nie war ich mir gut genug, nie konnten meine Leistungen meinen Ansprüchen genügen. Heute verlange ich zwar immer noch viel von mir und möchte in dem, was ich tue, der Beste sein. Aber jetzt kann ich meine Weiterentwicklung an sich genießen, mich mit dem Erreichten auch einmal zufriedengeben. Ich habe es nicht mehr nötig, permanent auf der euphorischen Glücks-Welle zu reiten. Denn dann ist der Absturz in die Niederungen der Unzufriedenheit bereits vorprogrammiert.

Der Unterschied liegt darin, dass ich das Erreichte wirklich wahrnehme und akzeptiere, dass ich mich gut fühle, auch wenn ich das Ziel vielleicht noch nicht ganz erreicht habe. Den Ist-Zustand zu akzeptieren und auch einmal zufrieden zu sein hindert mich nicht daran, den Wunsch, mich weiterzuentwickeln, weiter zu verfolgen. Und genau diese Kombination ist es, die unser Leben lebenswerter macht.

Die Überzeugung, nicht mehr »perfekt und dauerhaft glücklich« sein zu müssen, sondern sich mit dem Erreichten zufriedenzugeben, bevor man den nächsten Entwicklungsschritt geht, führt zu einer intrinsischen Zufriedenheit: einem tiefen Zufriedenheitsgefühl, das von innen kommt und als »innerer Reichtum« bezeichnet werden kann.

Auf der Suche nach der wahren Bestimmung

Meiner Meinung nach setzen wir in unserer Gesellschaft oft die falschen Prioritäten. Wir streben nach äußerem Reichtum und vernachlässigen es, zu einer inneren Zufriedenheit zu finden. Der schöne Schein der Statussymbole überstrahlt das eigentlich Wesentliche. Eine ähnliche Tendenz gibt es zum Beispiel im Bildungswesen und im beruflichen

Umfeld. Meine Überzeugung ist: Hier wird allzu oft zu großer Wert auf die Befolgung formaler Regeln und die Einhaltung von Standards gelegt. Ob ein Mensch für eine Sache brennt und eine innere Berufung für einen Beruf verspürt, spielt eine untergeordnete Rolle. Dabei kommt doch Beruf von »Berufung«! Leider aber wird im beruflichen Bereich den formalen Fähigkeiten ein zu großer Stellenwert eingeräumt, und im schulischen Bereich stehen immer noch die kognitiven Fähigkeiten allzu sehr im Mittelpunkt. Hier ist ein Umdenken notwendig – dies möchte ich näher ausführen.

»Der leere Tisch hat einen Fehler, der gedeckte tausend.«
Aus Persien

Der inneren Bestimmung folgen

Die Frage ist, ob sich ein Studium auf den finanziellen Erfolg auswirkt. Nach meiner Beobachtung gilt, dass sich gebildete Menschen, also Menschen mit guter Schulbildung, öfter in leitender Position befinden. Dies trifft jedoch auf den Bereich der Selbstständigkeit nicht in dieser Deutlichkeit zu. Es sind wohl eher die Persönlichkeitseigenschaften, die zum Erfolg beitragen. Dazu gehört auch der Wille zum konstanten Lernen. Ich vermute, dass wir uns einen Großteil unseres Wissens außerhalb des Bildungssystems aneignen; dabei handelt es sich meistens um situationsbedingtes Lernen, das der Problemlösung dient.

Ich muss zugeben, auch bei mir gehörte das Lernen während meiner Schulzeit nicht gerade zu meinen Lieblingsbeschäftigungen. Ich habe mich lieber anderen Dingen zugewandt. Erst als ich mich mit 21 Jahren selbstständig gemacht habe, konnte ich den Wert des Lernens erkennen. Die Bereitschaft, konstant zu lernen, ist für den beruflichen Erfolg ein wichtiger Bestandteil der Weiterentwicklung, das habe ich damals sehr schnell festgestellt. Meiner Erfahrung nach spielt die kognitive Intelligenz für den – auch finanziellen – Erfolg bei Selbstständigen nur eine untergeordnete Rolle. Entscheidender sind wohl eine gewisse Neugier und eine Offenheit, die Welt um sich herum selbstständig entdecken und erkunden zu wollen. Der größte Teil des Lernerfolges bei späteren Selbstständigen entsteht durch experimentelles Lernen. Diese Haltung jedoch, die Dinge selbst zu erkunden, stößt im Umfeld nicht immer auf Verständnis. Viele sehr erfolgreiche Menschen, die ich kenne, hatten in ihrer Jugend Schwierigkeiten mit ihren Eltern, den Lehrern und Vorgesetzten. Dies können meine Eltern sicher gut bestätigen, denn in meiner Jugend gehörte ich nicht gerade zu den einfachsten Jugendlichen. Ich habe mich regelmäßig über Grenzen hinweggesetzt, wollte eigene Wege, oft auch abgelegene Seitenwege, gehen, Möglichkeiten erkunden und meinen Willen durchsetzen. Ich glaube, dass es dieser Kampfgeist war, der mir im späteren Leben die Kraft gegeben hat, auch dann durchzuhalten, wenn es schwierig wurde.

Im Rahmen eines Forschungsprojekts zur praktischen Intelligenz befragte der Psychologe Robert J. Starnberg zahlreiche Manager (Starnberg 1999). Er vertritt die These, dass Menschen, die allzu viel Gebrauch von ihren analytischen Fähigkeiten machen, im Leben oft weniger effektiv sind als die Personen, die diese Seite ihres Verstandes nur dann nutzen, wenn die Situation es erforderlich macht. Er stellte fest, dass Spitzenabsolventen einer wirtschaftswissenschaftlichen Fakultät zwar in der Lage waren, wirtschaftliche Probleme wie aus dem Lehrbuch zu analysieren, doch unfähig waren, innovative Ideen für neue Produkte oder Dienstleistungen zu entwickeln.

Dies stelle auch ich im Umgang mit Mitarbeitern immer wieder fest. In vielen Fällen besteht ein großer Unterschied zwischen theoretischem Wissen und der praktischen Umsetzung.

Mein Sohn will Arzt werden. Während ich dies schreibe, baut er gerade sein Abitur. Um sich seinen Berufswunsch erfüllen zu können, hat er immer wieder entsprechende Praktika absolviert. In den Ferien hat er oft Wochen entweder in Arztpraxen oder in Krankenhäusern gearbeitet. Da wir viel in Rumänien sind, konnte er auch dort mehrere Wochen im Jahr in Krankenhäusern tätig sein, er durfte sogar bei Operationen mit dabei sein. Er hat bereits bei Kaiserschnitten, Fußamputationen und vielen anderen intensiven Operationen zugesehen und durfte teilweise assistieren. Er verschlingt zahlreiche Bücher und kennt sich mittlerweile sehr gut aus. Er brennt für das Thema, und ich bin fest davon überzeugt, dass er ein fantastischer und menschlicher Arzt wird. Wir merken, wie er geradezu aufblüht, wenn wir uns mit ihm über »sein« Thema unterhalten. Allerdings gibt es ein Problem: den Numerus clausus. Ob er einen Studienplatz bekommt, hängt fast ausschließlich von den Noten ab. Und diese sind bei ihm zwar gut, aber für eine Durchschnittsnote von 1,0 oder 1,1 wird es nicht reichen. Er begeistert sich für Medizin, er will kranken Menschen helfen, er verfügt über ein hohes Maß an praktischem Wissen und ist begierig, sich dieses anzueignen – aber der unzureichende Notendurchschnitt wird ihn wohl daran hindern, zeitnah ein entsprechendes Studium aufnehmen zu können. In unserer Gesellschaft steht allzu oft das theoretische Wissen im Fokus, weniger das praktische. In Vorstellungsgesprächen wird häufig nur auf die Zeugnisse geachtet – und nicht auf den Menschen. Was aber hilft es, wenn ein Mensch zwar Bestnoten hat, aber für den Arztberuf ungeeignet ist und nicht für ihn brennt?

Viele erfolgreiche Menschen haben eine Gemeinsamkeit: Sie selbst entscheiden, in welchem Arbeitsbereich sie tätig sein wollen. Daher treffen sie für sich die klare Entscheidung, was sie machen und umsetzen wollen.

Erfolgreiche Menschen versuchen, ihre wahre Bestimmung und Berufung zu erkennen, und sind dann in der Lage, Großes zu leisten, weil sie sich mit dem beschäftigen können, wofür sie brennen und sich wahrhaft engagieren wollen. Die Konsequenz ist dann oft der auch finanzielle und ökonomische Erfolg.

Aus diesem Grund glaube ich, dass der Zusammenhang zwischen akademischer Ausbildung und finanziellem Erfolg eher überschaubar ist. Entscheidend ist, dass du deiner inneren Berufung auf die Spur kommst.

Nimm dir Zeit zum Nachdenken

Bitte beschäftige dich mit den folgenden Fragen:

- Wie würdest du deine innere Bestimmung, deine Berufung zusammenfassen?
- Worauf freust du dich am meisten, wenn du an den nächsten Tag denkst? Hat dies etwas mit deiner inneren Bestimmung und Berufung zu tun?
- Hat das, was du zurzeit beruflich tust, mit deiner Berufung zu tun?
- Macht dein Job dich eher krank oder bist du der Meinung, einer sinnvollen und sinnhaften Beschäftigung nachzugehen, die dir Spaß macht?
- Welchen Sinn erkennst du in dem, womit du dich hauptsächlich beschäftigst? (Das muss ja nicht immer der Beruf sein!)

Versuche stets, deiner inneren Bestimmung zu folgen!

Mein Lottogewinn und die innere Berufung

Kommen wir noch einmal zurück auf den Lottogewinn, nach dem wir uns ja alle so sehr sehnen und von dem wir denken, dass er unser Leben perfekt machen würde. Nach meiner Recherche steht ein Großteil der Lottogewinner wenige Jahre nach dem Lottogewinn finanziell schlechter da als zuvor. Viele Lottogewinner verfügen nicht über die mentale Einstellung, die notwendig ist, um ein Vermögen aufbauen und erhalten zu können. Sie haben es einfach nicht gelernt. Wenn Geld plötzlich und unerwartet in großer Menge vorhanden ist, scheint die Logik gern mal auf der Strecke zu bleiben. Der schöne Traum vom plötzlichen und großen Geld entwickelt sich dann oft zu einem wahren Alptraum.

Ich behaupte, dass ich persönlich mittlerweile meiner wahren Bestimmung gemäß leben darf. Sowohl im privaten als auch im beruflichen Bereich. Trotzdem stelle ich mir manchmal vor, wie mein Leben wohl verlaufen wäre, wenn ich bereits in jüngeren Jahren im Lotto gewonnen hätte, wenn ich mir mein Geld nicht hätte erst hart erarbeiten müssen, wenn ich plötzlich von heute auf morgen eine Million Euro auf meinem Konto gehabt hätte, einfach so, ohne dass ich etwas dafür hätte tun müssen. Schöner Gedanke, oder? Finanziell frei sein, alles tun und machen können, was man will. Sich keine Gedanken um das Geld machen müssen. Wäre ich heute ein anderer Mensch? Wäre ich noch zufriedener oder glücklicher? Und vor allem: Hätte mir ein Lottogewinn früher oder auf anderen Wegen dazu verholfen, meine innere Bestimmung zu finden? Oder hätte mich vielleicht das gleiche Schicksal ereilt wie die meisten Lottogewinner und wäre es mir bereits zwei Jahre später schlechter gegangen als zuvor? Zuverlässig können wir diese Fragen natürlich nicht beantworten. Trotzdem: Wie sähe mein perfektes Leben mit Lottogewinn aus?

Wenn ich in jüngeren Jahren bereits im Lotto gewonnen hätte, dann hätte ich mir wohl erst einmal ein großes und schönes Haus und ein richtig dickes Auto gekauft, so wie das wohl die meisten tun würden. »Nicht kleckern, sondern klotzen« wäre meine Devise gewesen. Vielleicht noch neu einkleiden, eine tolle Uhr und etwas Geld spenden und Menschen, die ich mag, unterstützen. Damit auch das gute Gefühl bedient wird. Dann wäre ich wohl viel gereist und hätte mir die Welt angesehen. Ich hätte wahrscheinlich nur das gemacht, was mir viel Spaß bereitet hätte. Vermutlich hätte ich die gleichen Fehler gemacht, die auch die meisten anderen Menschen machen, und hätte das Geld mit vollen Händen zum Fenster rausgeworfen. Dafür gibt es einen einfachen Grund: Wenn du nicht viel Geld hast und plötzlich, von heute auf morgen, Reichtum da ist, dann kannst du ja nie gelernt haben, damit umzugehen. Du glaubst, du bist der Größte, nur weil du plötzlich Geld hast. Dies ist jedoch nicht der Fall, denn du, dein Charakter und deine Persönlichkeit haben sich durch das Geld nicht entwickelt, du bist nicht gewachsen. Und deine Probleme verschwinden durch das Geld ja nur zum Teil, oder auch gar nicht. Meine Minderwertigkeitskomplexe und mein mangelndes Selbstwertgefühl wären durch den plötzlichen Reichtum nicht verschwunden, ich hätte versucht, sie durch das Geld zu kompensieren, aber das gelingt, wenn überhaupt, nur für eine kurze Zeit.

Natürlich veränderst du dich, wenn du plötzlich zu viel Geld kommst, für das du nichts getan hast. Dies hat jedoch erst einmal nichts mit Entwicklung und Wachstum zu tun. Im Gegenteil, es ist eine echte Herausforderung, auf dem Boden zu bleiben und nicht abzuheben. Ja, sicher, ich hätte wahrscheinlich ein paar richtig schöne und relaxte Jahre verlebt, aber dann? Irgendwann wäre das ewige Reisen langweilig geworden. Aber die großen Herausforderungen, an denen wir wachsen können – die hätten vermutlich gefehlt. Und die Frage nach der inneren Bestimmung hätte ich mir wahrscheinlich nicht gestellt. Oder erst zu einem viel späteren Zeitpunkt.

Solange du etwas Neues erlebst und vor Herausforderungen stehst und dich auch entscheiden musst, so lange bleiben die Spannung und der Reiz, dich zu entwickeln, bestehen. Ich bin sicher, ein Lottogewinn und eine frühe finanzielle Unabhängigkeit, also äußerer Reichtum, hätten es verhindert, dass ich zu meiner wahren Bestimmung und inneren Berufung gefunden hätte. Pointiert ausgedrückt:

Ein (zu) leicht zugefallener äußerer Reichtum vermag die Entwicklung des inneren Reichtums und der inneren Zufriedenheit geradezu zu blockieren.

Vermutlich wäre ich heute nicht so mit mir im Reinen, wie das jetzt der Fall ist. Ob ich mich bei einem Lottogewinn und angesichts all der daraus folgenden Entwicklungen heute so akzeptieren könnte, wie ich bin? Ob ich meine Minderwertigkeitskomplexe hätte ablegen und mein Selbstwertgefühl hätte stabilisieren können? Ich bezweifle dies. Denn ein geglücktes Leben erreichen wir nicht durch plötzlichen Reichtum, zu dem wir nichts beigetragen haben, sondern durch Erfahrungen und Erlebnisse, die auch Niederlagen umfassen. Erst all die Rückschläge und die nicht so schönen Momente haben mich zu dem Menschen gemacht, der ich heute bin. Diese Lernprozesse hätte früher Reichtum vielleicht verhindert. Das Leben hat mich mit den Jahren geschliffen, das ist mit dem Schleifen eines Diamanten vergleichbar. Du musst schon genügend Druck ausüben, um aus einem rohen Stein einen funkelnden und schönen Diamanten zu formen. Wenn du ihn nur streichelst, dann kann das wunderbar Glänzende nicht zum Vorschein kommen.

In unserem Leben ist das oft nicht anders, es bedarf genügend Druck, Kraft und Gegenwind, damit wir uns entwickeln und unseren Charakter ausbilden können. Erst durch unsere Erfahrungen und Erlebnisse werden wir reif und können Zufriedenheit erreichen. Ich bin sicher, dass bei einem Lottogewinn viele der mich prägenden Lernerfahrungen nicht möglich gewesen wären. Sicher, ich hätte andere Erfahrungen gemacht. Ab ob diese auch dazu beigetragen hätten, dass ich nun zu dem geworden bin, der ich wirklich bin?

»Ja, ja, der Dederichs hat leicht reden«, denkst du vielleicht gerade. Vielleicht geht es dir momentan finanziell nicht so besonders gut, dann wirst du das womöglich anders sehen. Dann wirst du denken: »Was will der denn, wenn ich jetzt eine Million hätte, dann wäre ich meine Sorgen los.« Wenn du so denkst, dann hast du insoweit recht, dass deine Sorgen, die mit materiellen Dingen zu tun haben, kurzfristig wohl überschaubarer wären. Aber ein Lottogewinn kann dir nicht zu einem wie auch immer gearteten perfekten Leben verhelfen. Inneren Reichtum und innere Zufriedenheit erlangst du eher, indem du deine Einstellung zu und deinen Blickwinkel auf dein Leben überdenkst.

Starke Impulse und Denkanstöße aus Kapitel 5

- Das reine Streben nach immer mehr Geld und die Suche nach dem großen Reichtum führen schnell zu einer chronischen Unzufriedenheit.
- Allerdings: Der Wunsch nach mehr Geld ist nicht an sich schlecht, denn er treibt uns zur Leistungssteigerung an.
- Äußerer Reichtum sorgt nur für ein extrinsisches Glücksgefühl – nur intrinsische Zufriedenheit führt zu innerem Reichtum.
- Das tiefe Zufriedenheitsgefühl, das von innen kommt, kann als »innerer Reichtum« bezeichnet werden.
- Entscheidend ist, dass du deine innere Bestimmung entdeckst und deiner Berufung folgst.
- Ein Lottogewinn und finanzielle Unabhängigkeit, für die du nicht kämpfen musstest, verhelfen in den seltensten Fällen zu mehr Zufriedenheit oder einem geglückten Leben.

Kapitel 6: Mit Mut zur Lücke den Beruf rocken

Ein Großteil meiner Leserinnen und Leser, so vermute ich, kämpft mit den Herausforderungen des Perfektionismus im Beruf: Denn gerade hier stellt sich sehr oft die Frage, wie man mit den perfektionistischen Erwartungen an sich selbst produktiv und konstruktiv umgehen kann.

»Was du heute kannst besorgen, das verschiebe nicht auf morgen«

Wie ist es bei dir? Gibt es Dinge, die du in deinem beruflichen Umfeld immer auf die lange Bank schiebst? Die du immer schon einmal umsetzen wolltest, die du aber aus den verschiedensten Gründen nie in Angriff genommen hast? Wenn du etwas machen möchtest, dann mach es, denn wenn du es nicht machst, dann macht es ein anderer. Meine Oma hatte immer den guten Spruch: »Was du heute kannst besorgen, das verschiebe nicht auf morgen.« Diesen Spruch durfte ich mir als Kind gefühlte tausend Mal anhören, und er hat mir sehr geholfen. Immer wenn mir etwas in den Kopf kam, habe ich darüber nachgedacht und dann nicht gezögert, es konsequent umzusetzen. Später hörte ich dann von der 72-Stunden-Regel: Bei allem, was wir uns vornehmen und nicht innerhalb von 72 Stunden anpacken, sinkt die Wahrscheinlichkeit, dass wir es noch umsetzen, auf ein Minimum.

Erstaunlich, dass meine Oma mir im Kindesalter mit ihrem Spruch im Grunde nichts anderes gesagt hat. Wenn du etwas machen möchtest, dann mach es jetzt. Such nicht nach Ausreden, warum es nicht der richtige Zeitpunkt ist oder warum es gerade jetzt nicht möglich ist. Gründe, etwas nicht zu machen, gibt es immer. Den perfekten Zeitpunkt wird es niemals geben, ganz gleich, wie lange du wartest.

Um mich selbst weiterzuentwickeln und auf dem aktuellen Stand zu bleiben, besuche ich regelmäßig Trainings und Seminare. Eines Tages, es war ein Freitag, nahm ich am Seminar eines Kollegen teil. Es war sehr informativ, die Inhalte wurden anschaulich vorgetragen, motivierend. Am Montag darauf entschied ich mich, dieses Buch zu schreiben. Vor dem Seminar hatte ich nicht geplant, auch in diesem Jahr ein neues Buch zu veröffentlichen; es ist immerhin mein neuntes. Ich steckte einfach in zu vielen anderen Projekten, hatte daher keine Ambition, wieder Zeit, Ideen und Energie für ein Buch aufzubringen – denn das ist einfach auch viel, viel Arbeit. Aber auf dem Seminar bekam ich für mich einen Impuls, der mir Klarheit über das neue Thema gab. Manchmal sind es kleine Anstöße, die zu etwas Neuem führen, und zwar meistens in Momenten, in denen wir gar nicht damit rechnen. Diese Momente müssen wir ergreifen und dann einfach loslegen. Wir können dies ruhig einen Wink des Schicksals nennen. Du musst nur offen dafür sein, solche Hinweise zu erkennen, also offen sein für Neues und für andere Sichtweisen. Über das Wochenende habe ich mir dann intensiv Gedanken zu dem Thema gemacht, erste Recherchen angestellt und mich informiert, welche Veröffentlichungen es in dem Bereich bereits gibt. Ich habe Freunde angerufen und sie nach ihrer Meinung gefragt und abschließend meine Agentur kontaktiert, ob sie mich erneut bei meinem Buch unterstützen würde. So war ich in der Lage, bereits montags für mich eine Entscheidung zu treffen: »Das passt, das mache ich!«

Vernünftige Vorbereitung – punktgenaue inhaltliche Überlegungen – notwendige Recherchen zum »Drumherum« – dann aufs Bauchgefühl hören – und loslegen. Es gibt nie »den perfekten Moment, alles richtig zu machen«, und es gibt eh keine Garantie – also ... spring!

Zu langes Zögern und zu intensives Nachdenken bremsen und verschleudern unnötig Energie, die Aktion droht dann im Sand zu verlaufen. Genau daran scheitern die meisten: Sie treffen keine Entscheidung. Die Ausrede ist meistens, dass noch nicht alles genügend vorbereitet sei, die Planungen noch nicht abgeschlossen seien. (Ich denke hier im privaten Umfeld an meinen Freund Jörg und sein Golfspiel.) Dass man den Weg noch nicht zu Ende gedacht habe. Ausreden gibt es genug. Wenn wir aber darauf warten, bis alles perfekt durchdacht ist, starten wir wahrscheinlich nie. Darum: Finde den Mittelweg. Die Umsetzungsenergie, die beim Machen entsteht, verhilft dir dabei, die richtigen Entscheidungen zu treffen. Den Weg entwickelst du auf dem Weg zum Ziel. Wie oft höre ich nach Lesungen oder nach Vorträgen von Zuhörern, dass auch sie immer schon ein Buch schreiben wollten. Ich sage dann immer: »Wenn du etwas zu sagen hast, wenn du eine Geschichte, ein Thema hast, dann mach es doch, fang einfach an, und zwar jetzt. Schreib die ersten Zeilen, meist läuft es dann wie von selbst. Du musst nur den ersten Schritt gehen.«

Also frag dich bitte: Was wolltest du schon immer einmal gern beruflich machen, was du aber nie umgesetzt hast?

! Mut zur Lücke heißt hier: Trau dich und fang einfach an, das ist besser, als in Schönheit und Perfektionismus zu sterben.

Für mein Projekt bedeutete das: Der Inhalt für mein Buch ergibt sich auch beim Schreiben. Klar brauche ich eine gute Struktur, die erstelle ich, nachdem die ersten Seiten geschrieben sind und ich für mich erkannt habe, wohin die Reise grundsätzlich gehen soll. Ich muss mir zudem überlegen, wie die Vermarktung optimal funktioniert. Ein toller Titel gibt mir einen »Leitstern« beim Schreiben, motiviert mich. Aber ich muss nicht jedes Wort des Untertitels oder des Klappentextes schon detailliert verfassen. Ich weiß, dass viele potenzielle Autoren genau daran scheitern: Sie schleifen schon an jedem Wort, an jedem Komma des »perfekten« Manuskripts – teilweise jahrelang –, bevor sie auch nur einen Verlag angesprochen haben. Sie verlieren sich im Perfektionismus – auch aus Angst, dass ihr Manuskript nicht »gut genug« sei oder nicht jeder ihrer Gedanken perfekt dargelegt. Und am Ende verstaubt das Manuskript auf ewig unveröffentlicht in ihrer Schreibtischschublade oder kommt über das Festplattenarchiv nie hinaus. Ich aber muss nicht jedes Detail geplant haben, bevor ich die Entscheidung treffe, das Projekt umzusetzen. Es geht nicht darum, blauäugig in etwas hineinzulaufen. Eine gute Vorbereitung ist vernünftig, aber du solltest dich nicht zu früh in Details verstricken. So verlierst du dich nur in Kleinigkeiten, die dir nur wieder Gründe liefern, doch noch nicht anzufangen.

Einfach anfangen: Die berufliche Veränderung wagen

Die Frage, die wir uns zuallererst stellen müssen, ist doch: Was ist denn überhaupt der perfekte Job, gibt es ihn überhaupt? Jeder Job bringt Aufgaben mit sich, die einem Spaß und Freude machen, und solche, bei denen das nicht der Fall ist. Es gibt keinen Job, bei dem alles perfekt ist, ich habe zumindest bisher keinen kennengelernt. Unser Leben besteht aus Gegensätzen, hell und dunkel, nass und trocken, kalt und warm, freudig und traurig, das eine existiert nicht ohne das andere. Im Job ist es nicht anders: Es gibt Aufgaben, die wir sehr gern machen, und Aufgaben, die wir weniger gern erledigen. Wichtig ist, dass die Aufgaben, die wir gern angehen, überwiegen sollten. Der Schwerpunkt sollte auf Bereichen liegen, die uns wirklich Freude bereiten und bei denen wir uns nicht erst überwinden müssen.

Viele träumen vom perfekten Job und vergessen dabei, dass sie vielleicht schon mittendrin stecken. Weil sie nämlich bei dem, was sie tun, dem perfekten Job schon sehr nahe sind. Denn im Wesentlichen bestimmt unser Blickwinkel, ob wir im richtigen Job sind. Es kommt darauf an, wie wir die Dinge sehen. Wenn uns alles missfällt, wir über alles jammern, über jeden Kollegen schimpfen, dann können wir keine Freude im Beruf erlangen.

Im Seminar halte ich den Teilnehmern gern ein leeres Blatt vor. In die Mitte des Blattes male ich nur einen schwarzen Punkt, ansonsten bleibt das Blatt weiß. Nun stelle ich die Frage, was die Teilnehmer sehen. Ungefähr 95 Prozent sagen: »einen schwarzen Punkt« – und nicht »ein weißes Blatt«, dabei ist das Blatt ja fast vollständig weiß. Nur der kleinste Teil ist mit dem Punkt bedeckt, aber nur der wird gesehen. So ist es oft auch in unserem Leben: Wir sehen auch dort vor allem die kleinen schwarzen und dunklen Punkte statt das schöne Weiß. Und wir konzentrieren uns auf die wenigen nicht so erfreulichen Momente und vergessen dabei all die erfreulichen Augenblicke. Im Berufsleben wiederum fokussieren wir uns im Rückblick auf die Aufgaben, die uns weniger Spaß bereitet haben. Wenn du dich mit Freunden triffst und ihr euch über eure Jobs unterhaltet, sprichst du dann mehr über die Negativerlebnisse mit Chef, Kollegen und Arbeit? Oder erzählst du von den Dingen, die gut gelaufen sind? Und wenn du abends nach Hause kommst: Was erzählst du deinem Partner zuallererst?

Trainiere deine Achtsamkeit und deinen Fokus: Leg dein Augenmerk bewusst auf die schönen Aspekte deiner Aufgaben, dann wirst du viel mehr Freude an dem finden, was du tust, ganz gleich, was es ist.

Natürlich kannst du zu der Erkenntnis gelangen, dass du dich in deinem Beruf nicht verwirklichen kannst, dass dir die Mehrzahl der Aufgaben keine Freude bereitet, dass du unglücklich bist mit dem, was du tust. Dann geh dem Job, solange du ihn ausübst, trotzdem mit Leidenschaft nach, gib dein Bestes und prüf parallel dazu Alternativen. Du bist es dir schuldig, dass du das, was du tust, mit Leidenschaft machst, und es wird immer Dinge geben, an denen du Freude empfinden kannst. Allerdings: Alternativen bringen dich nur weiter, wenn du dir darüber im Klaren bist, dass auch der neue Job Aufgaben umfassen wird, die dir weniger gefallen werden und die du dann positiv gestalten musst. Einen Beruf aus dem Bilderbuch, einen perfekten Job gibt es nicht. Es gibt aber eine Annäherung, und zwar dann, wenn du an alle Aufgaben positiv und mit Freude herangehst. Die Überlegung, dein Job sei perfekt, ist nur eine Folge deiner Gedanken und deiner Einstellung.

Ich bin ein begeisterter Harley-Fahrer, ich liebe mein Motorrad. Wie das bei einer Harley so ist: Sie übt auf mich – und auch auf meine Mitmenschen – nur jene faszinierende Wirkung aus, wenn sie super sauber ist. Besonders, weil ich den Chrom-Glanz liebe. Ich muss allerdings zugeben, dass die Reinigung nicht zu meinen Lieblingsaufgaben gehört. Waschanlage geht gar nicht, und jemanden zu engagieren, der die Reinigung übernimmt, dafür bin ich zu kostenbewusst. Also bleibt mir nichts anderes übrig, als selbst Hand anzulegen, da muss ich durch. Natürlich könnte ich mir ein anderes Motorrad zulegen, eines, das ich nicht zwingend ständig putzen muss, vielleicht so eine Black-Line. Aber nein, für mich gibt es nur diese eine Marke mit viel Chrom. Also muss ich mit einer Aufgabe leben, die mir nicht die größte Freude bereitet. Wenn ich dabei mit größter Perfektion vorgehe, bin ich einen halben Tag lang beschäftigt. Ich mache es ordentlich, aber mir reicht dabei die im ersten Kapitel erwähnte 95-Prozent-Strategie – in die letzten Ecken sieht ohnehin niemand, so brauche ich dann eine gute Stunde weniger. Ich weiß: Ein paar Widerstände gibt es immer und überall, selbst wenn ich meinen Traum vom Harley-Fahren verwirklicht habe.

Was hat das mit deinem Beruf zu tun? Wenn du den Beruf wechseln willst oder dich vielleicht selbstständig machen möchtest, dann überlege gut, welche Aufgaben auf dich zukommen, und prüfe, ob es das ist, was du dir wirklich vorstellst. Aber Achtung: Geh nicht zu perfektionistisch an die Sache heran, sondern überlege intensiv und triff dann eine Entscheidung.

Zur Veränderung brauchst du viel Mut. Wer sich von etwas lösen und etwas Neues beginnen möchte, braucht Entschluss- und Durchsetzungskraft. Das ist immer eine Herausforderung. Denn es besteht immer die Gefahr, dass du es nicht schaffst und es nicht funktioniert, etwa weil dir Fehler unterlaufen, die nicht wieder gutzumachen sind. Diese Ungewissheit kannst du nie komplett vermeiden. Eine Lücke bleibt immer. Aber du brauchst den Mut zur Lücke, um dich zu entwickeln. Wenn du auf den perfekten Moment wartest, dann wartest du unter Umständen lange, denn es wird ihn in den seltensten Fällen geben. Und wenn dein Umfeld sagt, dass du das nie schaffst, dann bedeutet das nicht, dass du es nicht doch schaffen wirst.

Du brauchst den Mut, auf dein Bauchgefühl zu hören. Außer dir wird kaum jemand sagen können, ob du es machen sollst oder nicht. Rainer Zitelmann schreibt in seinem Buch »Setze dir größere Ziele« (Zitelmann 2014) sinngemäß: Wer Erfolg haben will, muss den Mut haben, gegen den Strom zu schwimmen. Du wirst also unter Umständen eine Entscheidung treffen müssen, der viele andere Menschen in deinem Umfeld widersprechen. Die meisten sehen von außen nur den Aspekt der Sicherheit, darum wollen sie keine Veränderung, es könnte ja schiefgehen. Die wenigsten Menschen, die du um Rat fragst, werden die Chancen und Möglichkeiten sehen – dafür gibt es laut Zitelmann einen einfachen Grund: Jede Neuerung, und damit auch eine von dir geplante Veränderung, durchläuft vier Stufen: Zuerst wird sie ignoriert, dann wird sie lächerlich gemacht, schließlich wird sie bekämpft, und zuletzt wird sie als selbstverständlich angesehen. Das deckt sich mit meinen Erfahrungen: Du musst für dich Entscheidungen treffen, Perfektion wirst du nicht finden. Ganz gleich, ob du dich selbstständig machen oder beruflich vorankommen möchtest oder ob du etwas Neues entwickeln oder eine neue Idee umsetzen willst: Je größer und je abwegiger dein Vorhaben im ersten Augenblick erscheinen mag, umso sichtbarer werden jene vier Stufen. Darum:

Warte nicht darauf, dass jemand dir sagt, dies sei der perfekte Weg und die perfekte Idee, glaube an dich und entwickle den Mut, auch ohne Perfektion die ersten Schritte zu wagen.

Der Fehler – ein Zeichen der Stärke

Ich bin nun seit fast 30 Jahren selbstständig. Ich habe viele Firmen gegründet und Projekte gestartet und dabei fast immer das umgesetzt, bei dem mein Herz gesagt hat: »Stefan, mach das!« Nicht alles ist erfolgreich verlaufen. Leider. Einiges ist in die Hose gegangen und im Sande verlaufen. Oft jedoch nur aus dem Grund, weil ich zu früh aufgegeben habe. Wäre ich bei diesen Dingen hartnäckiger drangeblieben, wäre das eine oder andere Projekt wohl erfolgreich gewesen. Vieles hat aber auch funktioniert, aber nur, weil ich die Entscheidung getroffen habe, es anzugehen und durchzusetzen. Hätte ich diese Entscheidung immer vor mir hergeschoben und ständig versucht, noch perfektere Vorbereitungen zu treffen, dann hätten die Projekte, die ich letztendlich durchgeführt habe, keine Chance gehabt, zu Erfolgen zu werden. Klar ist: Es kann nicht alles gelingen, was wir im Leben beginnen. Nicht alle Entscheidungen sind die richtigen. Aus den Entscheidungen, die nicht richtig waren, lernen wir. Jeder Weg, den wir gewählt und bei dem wir erkannt haben, dass er nicht funktioniert, ist ein Weg, bei dem wir wissen, dass er nicht ans Ziel führt. Wir lernen durch Misserfolge.

Wenn nicht ab und zu einmal etwas nicht funktioniert, dann kann kein Wachstum entstehen, dann durchläufst du keine Entwicklung. Denn wir wachsen an Hindernissen, an Hürden und an Niederlagen.

Selbstverständlich wünscht sich jeder, dass diese Hürden in dem entscheidenden Moment nicht aufgetaucht wären. Rückblickend ist jedoch genau dies meist der Garant für den Erfolg. Denn durch die Überwindung eines Hindernisses entwickeln wir die Kraft und Energie für den nächsten Schritt. Wir werden stärker. Fehler zu machen ist nichts Schlimmes. Fehler zuzulassen zeugt von Stärke. Darum: Hab den Mut, Fehler zu machen. Wer eine Entscheidung trifft, wer den ersten Schritt wagt, geht die Gefahr ein, dass er einen Fehler macht. Nur derjenige, der nichts tut, macht auch keinen Fehler. Wenn du etwas wirklich willst, dann mach es. Probier es, was hast du zu verlieren? Auch wenn für dein Empfinden die Startbedingungen nicht ideal sind: Beginne mit der Umsetzung, alles Weitere wird sich ergeben.

Nimm dir Zeit zum Nachdenken

Wie beurteilst du das im Rückblick?

- Wann hat sich ein Fehler als entscheidender Baustein auf dem Weg zu einem beruflichen Erfolg herausgestellt?
- Gab es eine Situation in deinem beruflichen Leben, in der gerade die Überwindung eines Hindernisses entscheidend war für den zufriedenstellenden Ausgang?

Perfektionismus im Unternehmen als Hindernis

Im Beruf kann ein überbordender Perfektionsdrang schnell zur Stolperfalle werden. Die Dresdner Psychologin Ilona Bürgel meint dazu: »Wir leben in einer Gesellschaft der Maximierung des Perfektionismus und der Selbstausbeutung. Unerreichbare Maßstäbe sind Normalität geworden.« (Bürgel 2017, S. 40) In vielen Unternehmen herrscht die Kultur des »Höher, Schneller und Weiter«, anstatt sich ab und zu die Frage zu stellen, ob es nicht sinnvoller sei, einen Gang zurückzuschalten. Bürgel berichtet von den Firmengründern Jason Fried und David Heinemeier Hansson aus Chicago. Die beiden gehen einen anderen Weg: Schluss mit der 80-Stunden-Woche, sie leben in ihrem Unternehmen das Prinzip, dass es für Unternehmen oft besser ist, auf Perfektion zu verzichten. Ilona Bürgel weist darauf hin, dass jeder die Möglichkeit haben sollte, den Perfektionsgedanken an seiner Arbeitsstelle zu durchbrechen und sich dem »Höher, schneller und weiter«-Zwang zu entziehen. Jeder sollte die Möglichkeit haben, durch Eigeninitiative für sein eigenes Wohlempfinden zu sorgen.

Es geht mir dabei nicht darum, anzuregen, dass du keine Leistung mehr erbringen und deine Arbeit vernachlässigen sollst. Ganz im Gegenteil, ich finde es richtig, dass wir versuchen, in unserem Job und an unserem jeweiligen Arbeitsplatz das Beste zu geben und zu leisten. Mir geht es vielmehr darum, dass du nicht »überdrehst« und es vermeidest, in eine Spirale der Überforderung zu geraten.

Entscheidend ist, den Punkt des »Genug jetzt!« rechtzeitig zu erkennen. Erinnere dich selbst immer wieder daran, dass es ein »Genug jetzt!« gibt – nur dann wirst du den Punkt auch finden können.

Im Business führt der übermäßige Perfektionismus dazu, dass Mitarbeitende erkranken, dem großen Druck nicht mehr standhalten können und sich Folgen wie Burn-out und andere stressbedingte Krankheiten zeigen. Auch die Leistungsfähigkeit wird durch den Perfektionsdrang nicht gefördert. Denn er führt dazu, dass Fehler eben nicht als Lernchancen erkannt und begriffen werden können. In einem Unternehmen, das sich den Perfektionismus auf die Fahne geschrieben hat, müssen Fehler als Makel gelten! Aber nur wenn Mitarbeiter auch etwas riskieren und ausprobieren dürfen und können, ist es möglich, innovativ und kreativ zu sein. Und das bedeutet auch, Fehler machen zu dürfen. Ich behaupte: Zumindest der überbordende und übersteigerte Perfektionismus ist der Tod jeder Kreativität und jedes Innovationsstrebens. Und darum ist der Hinweis richtig, dass es der Traum von der perfekten Entscheidung ist, die gute Entscheidungen verhindert (Bittelmeyer 2020, S. 73).

> **»Perfekt ist etwas immer erst dann, wenn es nicht mehr realisierbar ist.«**
> Damaris Wieser (*1977), deutsche Lyrikerin und Dichterin

Gegen den Null-Fehler-Perfektionismus: Vom Mut, Dinge auch abzuschließen

Extreme Perfektionisten sind meist sehr diszipliniert, was zunächst einmal eine gute Eigenschaft ist. Denn Menschen mit hoher Disziplin werden von ihrem Umfeld als zuverlässig angesehen und daher rasch akzeptiert. Man vertraut ihnen angesichts ihrer Gewissenhaftigkeit schnell. Diese hohe Disziplin ist auch erforderlich, um Aufgaben zu einem guten Ende zu bringen. Sie steigert dein Selbstwertgefühl. Wenn du immer wieder Dinge startest und nie zu Ende bringst, dann entsteht oft eine gewisse Unzufriedenheit. Wenn du zum Beispiel auf einen Monat zurückschaust, in dem du eine einzige Sache auch zu deiner eigenen Zufriedenheit abgeschlossen hast, entsteht wohl ein deutlich höheres Zufriedenheitsgefühl, als wenn du fünf Sachen begonnen und keine einzige zu Ende gebracht hast. Wenn es uns gelingt, etwas zu Ende zu bringen, können wir uns selbst vertrauen, und auch das steigert unser Selbstvertrauen und unser Selbstwertgefühl.

Ich habe bereits über meine Zeit als Vertriebsleiter in der Softwarebranche berichtet. Wir standen seinerzeit vor der Herausforderung, dass der Vertrieb den Eindruck hatte, es ginge im Bereich der Entwicklung nichts richtig voran. Wir gaben immer wieder neue Anforderungen aus dem Markt in Auftrag, doch es dauerte gefühlt immer ewig, bis diese umgesetzt wurden. Auf der anderen Seite verspürten auch die Entwickler zunehmend eine Unzufriedenheit, weil sie das Gefühl hatten, dass es nie ein Ende nahm mit den Forderungen. Sie entwickelten und gaben ihr Bestes. Da aber immer neue Anforderungen an sie gestellt wurden, wurde der Berg der Aufgaben nie kleiner. Sie hatten den Eindruck, nicht von der Stelle zu kommen. Wir brauchten also eine Lösung.

Im Zuge eines Workshops entwickelten wir eine neue Struktur. Wir bildeten Arbeitsgruppen, und jede Gruppe war für ein großes übergreifendes Thema verantwortlich. Eines dieser Teams bestand aus Personen der einzelnen Abteilungen, wie zum Beispiel Entwicklung, Support, Projektleiter usw. Dieses Team erhielt die Tickets (offene Entwicklungen) aus dem Zuständigkeitsbereich. Diese Tickets wurden vom Team mit Prioritäten und einem

Zeitplan versehen. Neue Tickets wurden in dem jeweiligen Team nach der Planung nicht mehr zugelassen. Auf diese Weise konnte man über eine Grafik tagesaktuell die Fortschritte erkennen. Sowohl die Entwicklung als auch der Vertrieb konnten nun exakt nachvollziehen, welche Entwicklungen im Zeitplan lagen und wann was fertig wurde. So konnte jeder die Fortschritte schwarz auf weiß sehen. Jeder sah, wie der Berg kleiner wurde und irgendwann ganz abgetragen war. Genau dieses Erfolgserlebnis brauchten wir, um auch weiterhin hoch motiviert unsere Aufgaben zu erledigen. Nicht zuletzt die Visualisierung der Fortschritte hat dazu geführt, dass diese hohe Motivation beibehalten werden konnte.

Wenn wir arbeiten und arbeiten und nie ein Ergebnis sehen, nie die Fortschritte erkennen können und nie sehen, dass und wie der Berg kleiner wird, dann verlieren wir rasch die Freude an unserem Tun. Die Disziplin ist nur dann ein Hilfsmittel zur Steigerung von Begeisterung, wenn wir Freude an dem haben, was wir machen. Wenn wir die Freude verlieren, dann verlieren wir letztendlich auch die Disziplin. Damit das nicht passiert, sollten wir dafür sorgen, dass wir Ergebnisse erkennen können und uns an diesen auch wirklich erfreuen dürfen.

Wenn wir uns im Beruf zu sehr in Kleinigkeiten verzetteln – auch weil wir die Dinge allzu perfekt gestalten wollen – und mit krankhafter Perfektion vergessen, irgendwann auch einmal »liefern zu müssen«, droht die Gefahr, dass wir die Ergebnisorientierung aus dem Blick verlieren. Wir arbeiten, um zu Resultaten zu gelangen, um Ziele zu erreichen, um etwas herzustellen, um etwas zu bewirken, um Kundenbeziehungen zu optimieren. Hinzu kommt: Die Verstrickung in Kleinigkeiten und der auch zeitlich ausufernde Versuch, absolute Perfektion zu erzielen, be- und verhindert unsere Experimentierfreudigkeit und unsere Kreativität. Hier spielt die Angst vor Fehlern eine Rolle. Der Perfektionsdrang scheint mir gerade im Beruf oft eine Flucht davor zu sein, dass uns ja eventuell auch einmal ein Fehler unterlaufen könnte.

Wer auf der ewigen Suche nach dem Null-Fehler-Perfektionismus ist, muss sich nie der Herausforderung stellen, einen Fehler zu machen – mit allen Konsequenzen.

Ist und bleibt man ewig auf der Suche nach der perfekten Lösung, scheint das für viele erträglicher, als eine Arbeit abzuschließen und sich der Bewertung und Kritik zu stellen, bei der festgestellt werden könnte, man habe einen Fehler gemacht oder sei sogar gescheitert.

Wenn du deinen Perfektionsdrang überwinden willst, solltest du lernen, mit der Angst vor dem Scheitern offen und konstruktiv umzugehen. Darum: Versuch zwar, etwas richtig zu machen, aber konzentriere dich *nicht* darauf, keine Fehler zu machen. Fehler gehören zu deinem Lernprozess dazu, ohne diese wird es nicht gehen, sie sorgen für Wachstum, Fortschritt und Lerneffekte. Lass Kritik offen zu und verdeutliche dir, dass in jeder Kritik Lernhinweise stecken. Voraussetzung ist, dass die Kritik sachlich und produktiv vorgetragen wird. Falls dies so ist, solltest du bereit und willens sein, dir die Kritik vorurteilsfrei anzuhören und aus ihr zu lernen. Perfektionisten neigen oft dazu, auch sachliche Kritik persönlich zu nehmen und auf die eigene Person zu beziehen. Sie haben oft nicht die Offenheit, um selbstkritisch damit umzugehen und für die Weiterentwicklung und das persönliche Wachstum zu nutzen.

Hab den Mut, Dinge abzuschließen und mit den Fehlern zu leben beziehungsweise aus ihnen zu lernen. Wem dies gelingt, der tut auch etwas für sein Selbstbewusstsein. Du kannst dir das Selbstbewusstsein wie einen Muskel vorstellen: Je mehr du ihn trainierst, umso stärker wird er. Er wächst allerdings nur, wenn du die Belastung immer weiter steigerst. Dein Selbstbewusstsein wächst, indem du es trainierst, indem du eigenständige Entscheidungen triffst.

Das perfekte Team: Alptraum oder Segen?

Im Berufsleben spielt die Teamarbeit eine immer größere Rolle. Darum lohnt sich die Beschäftigung mit der Frage, inwiefern das Thema Perfektionismus auch hier von Bedeutung ist.

Wann ist ein Team überhaupt perfekt? Und wenn es perfekt ist, bringt es dann auch noch die gewünschte Leistung? Ist ein nicht ganz so perfektes Team vielleicht doch die bessere Alternative? Bevor wir diesen

Fragen nachgehen, würde ich gern zuerst einmal schauen, was Perfektionisten im Team bewirken und wie wir in aller Regel mit ihnen umgehen.

Den Perfektionisten im Team als Ergänzung sehen

Perfektionisten sind auf der einen Seite für ein Team von großer Wichtigkeit, zumindest dann, wenn genaue Arbeit im Ergebnis benötigt wird. Sie sorgen für Qualität, Genauigkeit und die profund-tiefgründige Ausleuchtung eines Themas. Sie sind oft dafür verantwortlich, dass außergewöhnliche Ergebnisse erreicht werden können. Sie sind in ihrem Aufgabenbereich sehr kompetent, können sich intensiv in eine Sache hineindenken und agieren sehr hartnäckig, bis hin zur Aufdringlichkeit. Denn es soll ja alles perfekt sein! Alles Eigenschaften, die für ein Team und die Teamarbeit sehr wertvoll sein können. Genau diese Eigenschaften können jedoch schnell zum Problem werden. So hilfreich Perfektionisten für das Funktionieren eines Teams sein können, so stark können sie auch zur Bremse und zum Störfaktor werden. Mit ihrer übermäßigen Penetranz und Aufdringlichkeit können sie die Leistung des Teams beeinträchtigen. Da sie nie mit etwas zufrieden sind, kann es passieren, dass Termine verpasst und große Unruhe ins Team gebracht wird. Je nachdem, welche Persönlichkeiten in einem Team aufeinandertreffen, kann es zu Konflikten kommen. Entscheidend ist mithin, wie man Perfektionisten ins Team einbindet, welche Aufgabenbereiche sie übernehmen sollen und wie die Kommunikation der einzelnen Teammitglieder funktioniert. Der Umgang mit Perfektionisten im Team bedarf eines besonderen Fingerspitzengefühls, und zwar aufseiten der Führungskräfte und der anderen Teammitglieder.

Wenn ich als Business-Trainer ein neues Seminar ausarbeite, dann brauche ich natürlich erst einmal die Inhalte. Wenn diese stehen, dann kommen die passenden Seminarunterlagen, Übungsbücher und Folien hinzu, all dies muss vorbereitet werden. Da ich zumindest bei dieser Aufgabe eher jemand bin, der schnell arbeitet und etwas direkt umsetzen will, kommt es hier und da zu

Flüchtigkeitsfehlern. Das lässt sich nicht vermeiden, wenn man viel in kurzer Zeit umsetzt. Der Vorteil ist, dass ich so sehr viel schaffe und Ideen schnell auf die Straße bringe. Dies ist in meinem Beruf eine wichtige Eigenschaft, da meine Zeit (wie die von den meisten Menschen) begrenzt ist und ich in der Regel nach Tagessatz abrechne. Aber natürlich sollen die Unterlagen nach menschlichem Ermessen fehlerfrei sein. Also brauche ich zur optimalen Effektivität jemanden im Team, der Detailarbeit mag und eher genau agiert. Hier ist dann auch nicht mehr das große Tempo gefordert, jetzt geht es um Genauigkeit – der klassische Perfektionist ist gefragt. Zumindest der konstruktive Perfektionist, der dabei nicht übertreibt. Da ich meine Stärken und Schwächen genau kenne, kann ich darauf reagieren und Schwächen ausgleichen. Für ein Team bedeutet das, dass die Schwächen eines Teammitgliedes durch die Stärken eines anderen ausgeglichen werden können. In meinem Fall gleicht der konstruktive Perfektionist mit seiner Genauigkeit meine Schwäche der unzureichenden Detailgenauigkeit aus. Und das ist für das Team von Vorteil.

Nehmen wir an, dass ich die Detailarbeit erledigen und der Perfektionist die Ausarbeitung des Seminars übernehmen würde. Dann würde die Effektivität leiden und die Gefahr, dass das Projekt scheitert, würde sich deutlich erhöhen. Wenn die Rollen falsch zugewiesen werden, kann dies dazu führen, dass ein Projekt schlecht oder gar nicht ans Ziel gelangt. Es ist also von höchster Wichtigkeit, dass jeder im Team seinen Aufgabenbereich und seine Fähigkeiten kennt und das bearbeitet, was er am besten kann. Nur dann kann ein Team effektiv funktionieren. Solange es diese Aufgabenverteilung gibt, kann es nur nützlich sein, wenn es perfektionistisch veranlagte Teammitglieder gibt.

Das bedeutet aber auch:

- Wenn es keinen Perfektionisten im Team gibt, fehlt es an der ausgeglichenen Teambalance. Als Führungskraft oder Teamleiter solltest du einen Perfektionisten in das Team integrieren.
- Wenn es zu viele oder gar nur Perfektionisten gibt, ist die Teamarbeit zum Scheitern verurteilt.

Vom Umgang mit Perfektionisten im Team

Perfektionisten mögen es, selbstständig zu arbeiten, sie wollen nicht, dass ihnen jemand hereinredet, denn sie wissen selbst, wie »es« richtig gemacht wird – zumindest sind sie dieser Auffassung. Wenn du einen Perfektionisten also glücklich machen möchtest, dann darfst du ihm Aufgaben nur beiläufig und nicht zu tiefgängig erläutern, du würdest ihn sonst kränken. Er braucht nicht die Info, wie etwas ausgeführt werden soll, er will das lieber selbst entscheiden. Genau hier wiederum liegt die Gefahr. Wenn du ihm diese Freiheit zur eigenen Entscheidung lässt, wird er diese (aus)nutzen und entsprechend viel Zeit investieren. Vielleicht verstrickt er sich dadurch wieder viel zu sehr ins Detail. Wenn es also darum geht, schnell Ergebnisse zu erzielen, dann musst du ihn eng führen, auch wenn ihm dies nicht gefallen wird.

Nur wenn du als Führungspersönlichkeit einem Perfektionisten in deinem Team genaue Angaben gibst, Aufgaben zuteilst und ihm erläuterst, welches Ergebnis du erwartest, hast du eine Chance, dass er den gesetzten Zeitrahmen einhält – ansonsten wird er sich im Klein-Klein verlieren. Es kommt auf das von dir gewünschte Ergebnis an. Davon solltest du abhängig machen, wie viel Freiraum du ihm einräumst.

Im Umgang mit einem Perfektionisten ist es richtig, das Instrument »Lob und Anerkennung« einzusetzen. Gewissenhafte Menschen mögen es meistens ganz besonders, wenn man ihre Leistungen anerkennt und ihre Arbeit positiv bestätigt. Dabei kann es durchaus zielführend sein, das Lob auch etwas zu früh auszusprechen, also auch schon dann, wenn die Leistung noch nicht voll zufriedenstellend erbracht worden ist. So sorgst du dafür, dass der Perfektionist mit der Zeit verstehen kann, dass bereits dieser Status seiner Leistungserbringung zufriedenstellend ist. Die Folge kann sein, dass er in seinem Perfektionsstreben nicht ganz so streng mit sich selbst ist und es ein wenig relativiert.

Allerdings: Der Perfektionist wird sich selten mit 95 Prozent Leistungserbringung zufriedengeben, daher ist es unter Umständen wichtig, ihm die genaue Zielsetzung einer Aufgabe zu verdeutlichen. Es ist klug, ihm genau zu kommunizieren, worin das gewünschte Resultat besteht, und die Zielerreichung so exakt wie möglich zu definieren. Wenn er weiß, dass die angestrebte Zielerreichung bei – zum Beispiel – 95 Prozent liegt, wird er vielleicht von seinem Perfektionsstreben, 100 Prozent erreichen zu wollen, ablassen und den Zielerfüllungsgrad von 95 Prozent akzeptieren können.

Wichtig im Umgang mit einem Perfektionisten im Team ist zudem, ihn nur zurückhaltend zu kritisieren, weil er auf Kritik meistens sehr empfindlich reagiert, fühlt er sich doch in seinem Streben, alles perfekt machen zu wollen, angegriffen. Auch dies solltest du als Führungskraft eines Perfektionisten berücksichtigen.

Nimm dir Zeit zum Nachdenken

- Wie bist du als Führungskraft bisher mit Perfektionisten im Team umgegangen?
- Was willst und musst du jetzt an diesem Umgang ändern?
- Solltest du deine Teamzusammenstellung überdenken?

Mit Persönlichkeitsmodellen zu guten Teamergebnissen

Die letzte Frage in der obigen Selbstreflexion leitet zu meinem nächsten Thema über: Ich habe bereits erläutert, dass die Zusammensetzung des Teams von hoher Bedeutung ist und die richtige Einbindung des Perfektionisten in das Team entscheidend ist für möglichst gute Ergebnisse. Wenn du ein Team entsprechend zusammenstellen und die richtigen Personen zusammenführen willst, helfen dir Persönlichkeitsmodelle, die heute im Business mithilfe verschiedener Tools eingesetzt werden. Es gibt eine größere Zahl und Varianz an solchen Tools und Modellen, nur zwei davon will ich dir hier exemplarisch vorstellen.

»Perfekte Menschen sind so perfekt unmenschlich.«

Walter Ludin (*1945), Schweizer Journalist, Redakteur, Aphoristiker und Buchautor, Mitglied des franziskanischen Ordens der Kapuziner

Das erste Modell ist das »D, I, S und G«-Modell. In meinem Buch »Servicewüste Deutschland – Begeisternd verkaufen« erläutere ich das »D, I, S und G«-Modell von persolog® ausführlich. Neben meinem Buch gibt es zu dem Thema bereits andere Literatur, die das Modell aussagekräftig beschreiben. Wenn dich das Thema interessiert, kannst du dich also darüber informieren – mir geht es an der Stelle lediglich darum, dass du bei der Zusammenstellung von Teams darauf achtest, welche Persönlichkeiten du kombinierst, und dass du weißt, dass es Modelle gibt, die dir dabei helfen. Mithilfe des »D, I, S und G«-Modell ist es möglich, Verhaltensdimensionen von Menschen auf eine einfache Art und Weise zu ermitteln, Teams optimal zusammenzustellen und eine höchstmögliche Effektivität zu erreichen. Dies funktioniert jedoch nur dann, wenn jedem Teammitglied seine Rolle genau erläutert wurde und jeder weiß, wer welche Rolle einnimmt. In dem Modell von persolog® werden im Wesentlichen vier Verhaltensdimensionen unterschieden:

1. **D**ominant (eher schnell und aufgabenorientiert)
2. **I**nitiativ (eher schnell und menschenorientiert)
3. **S**tetig (eher langsam und menschenorientiert)
4. **G**ewissenhaft (eher langsam und aufgabenorientiert)

Allerdings: Ein Mensch zeigt nicht nur ein Verhalten, sondern eine Kombination aus allen vier Dimensionen, wobei jedoch jedes Verhalten unterschiedlich stark ausgeprägt ist. Meistens ist eine der Dimensionen am stärksten vorhanden. Mit ein wenig Praxisübung kann man mithilfe eines Fragebogens in wenigen Sekunden die bevorzugte Verhaltensdimension erkennen. Verhaltensweisen können sich je nach Situation verändern, aber auch hier gilt, dass die Kernpersönlichkeit meist beständig ausgeprägt ist. In der Regel verändert sich das Verhalten in der entsprechenden Ausprägung der Dimensionen. Das Modell ist nicht speziell auf Teams ausgelegt, sondern es verspricht Hilfestellung in zahlreichen weiteren Lebenssituationen und im Umgang mit anderen Menschen. Es unterstützt dich etwa im Verkauf, im Unternehmen und auch im Privatleben.

Die zweite Methode, auf die ich kurz eingehen möchte, ist die des englischen Wissenschaftlers Meredith Belbin (vgl. dazu Windolph), der der Frage nachgegangen ist, wie sich Menschen in Abhängigkeit von ihren Persönlichkeitsmerkmalen verhalten und entsprechende Rollen einnehmen. Belbin unterscheidet neun Teamrollen, denen er jeweils Stärken und Schwächen zuordnet. Die Teamrollen fasst er in drei Gruppen zusammen:

1. Handlungsorientierte Rolle
   a) Umsetzer
   b) Perfektionist
   c) Macher

2. Kommunikations-Rolle
   a) Koordinator
   b) Teamarbeiter
   c) Wegbereiter

3. Wissensorientierte Rolle
   a) Neuerer
   b) Beobachter
   c) Spezialist

Die neun Rollen nach Belbin sind ein guter Ansatz für die Zusammenstellung von Teams. Es ist eine Methode, die dabei hilft, die unterschiedlichen Kompetenzen der Menschen so miteinander zu kombinieren, dass sie sich gut ergänzen. Aufgrund ihrer Komplexität ist die Anwendung in der Praxis nicht immer einfach. Ich bevorzuge daher das wesentlich komprimiertere und einfachere »D, I, S und G«-Modell.

Sicherlich ist es in der Praxis nicht immer möglich, Teams optimal zusammenzustellen, also zum Beispiel alle neun Rollen nach Belbin zu berücksichtigen. Hinzu kommt: Auch wenn du dein Team nach eigener Einschätzung optimal zusammengestellt hast, kann es passieren, dass Menschen sich plötzlich anders verhalten, als du es erwartet hast. Dies liegt daran, dass wir Menschen unser Verhalten je nach Kollegen, Einsatzgebiet, Ortschaft und Aufgabe anpassen und verändern.

In der Praxis wird immer wieder der Fehler gemacht, dass Teams nicht bewusst zusammengestellt werden, sondern dies oft gedankenlos erfolgt resp. sich »so ergibt«.

Als vorteilhaft hat sich erwiesen, Teams bewusst so zusammenzustellen, dass sich Rollen und Kompetenzen, Stärken und Schwächen, Charaktereigenschaften und Verhaltensweisen möglichst breit ergänzen. Förderlich auch, wenn sich alle Teammitglieder der jeweiligen Stärken und Schwächen der Kollegen bewusst sind und dies akzeptiert wird. So wächst das Verständnis füreinander, denn jeder weiß, warum der andere so reagiert, wie er reagiert – und warum man selbst auf die eine oder andere Art agiert oder reagiert. Verständnis kommt von Verstehen – und Verständnis untereinander macht Teams resilienter und effizienter.

Alle Mitglieder können besser aufeinander eingehen und Verständnis für den jeweils anderen aufbringen. Die zu erledigenden Aufgaben können wesentlich bewusster zugewiesen und damit qualifizierter ausgeführt werden.

Ich bin (auch) Teilhaber einer Beteiligungsgesellschaft, die Firma ist darauf spezialisiert, den Handel mit ihren Produkten ins Internet zu bringen und sich dabei an den Shops zu beteiligen. In diesem Zusammenhang kam ein lokaler Händler für Jagd-Mode auf uns zu. Er wollte seine Produkte ins Internet bringen und dort vermarkten. Nach einigen Überlegungen haben wir haben uns entschieden, das Projekt anzunehmen und umzusetzen. Zur optimalen Umsetzung benötigten wir intern ein Team. Damit alle Aufgaben optimal und schnell ausgeführt werden können, haben wir uns überlegt, welche Verhaltensprofile aufseiten der Teammitglieder benötigt werden, um schnellstmöglich zu guten Ergebnissen zu gelangen. Wir brauchten vor allem jemanden, der in der Lage war, das Projekt schnell an den Start zu bringen und die ersten Strukturen festzulegen; zudem sollte er über Führungsqualitäten verfügen. Jedes Team benötigt einen Teamleiter oder Teamverantwortlichen. Diese Aufgabe habe ich übernommen. Im »D, I, S und G«-Modell ist das die Verhaltensdimension des Dominanten. Er ist schnell und eher aufgabenorientiert, kann also rasch etwas voranbringen.

Weiterhin brauchten wir jemanden, der mit den Lieferanten Kontakt aufnimmt, die Gespräche führt und die Verhandlungen übernimmt sowie sich um die aktuelle Kollektion kümmert und gut mit Menschen umgehen kann. Im »D, I, S und G«-Modell ist dies der Initiative – dieser agiert menschenorientiert und schnell, er ist kommunikativ und kreativ. Diese Aufgabe hat einer unserer Verkäufer übernommen.

Dann sollte natürlich auch das Tagesgeschäft betreut und erledigt werden, jemand musste sich darum kümmern, dass die Ware in den Shop eingepflegt wird, dass die Preisstrukturen passen und der Lagerbestand korrekt ist. Alles Fleißarbeit, die zuverlässig umgesetzt werden musste. Im »D, I, S und G«-Modell ist dies der Stetige, der eher langsam und menschenorientiert vorgeht und Aufgaben zuverlässig umsetzt. Auch eine sehr wichtige Tätigkeit! Dafür haben wir unsere Projektleiterin eingesetzt.

Schließlich benötigten wir jemanden, der die Rechtssachen, die AGB und den Datenschutz im Auge behält und sich um die Texte kümmert, die die Kunden im Zuge des Kaufs erhalten. Jemanden, der die Endkontrolle macht und Details überprüft. Im »D, I, S und G«-Modell ist das die Verhaltensdimension des Gewissenhaften, der eher langsam und aufgabenorientiert vorgeht – ich möchte diese Person den Perfektionisten nennen. Diese Rolle hat mein Geschäftspartner übernommen.

Durch die Berücksichtigung der einzelnen Charaktere bei der Verteilung der Aufgaben konnte und kann jedes Teammitglied seine Stärken optimal einsetzen und ausleben. Jedem ist bekannt, wem welche Rolle übertragen worden ist, dadurch werden bereits im Vorfeld Konflikte vermieden. Alle ziehen bis heute unter Berücksichtigung ihrer Stärken am selben Strang. Der Perfektionist ist gut eingebunden, wir haben ihm deutlich gemacht, dass wir einen Zeitrahmen einzuhalten haben und der Kunde auch mit einer knapp 95-prozentigen Leistungserfüllung zufrieden ist, solange der Zeitplan eingehalten wird.

Weil wir im Vorfeld überlegt haben, welche Eigenschaften im Team benötigt werden und wer diese hat, waren wir in der Lage, ein hoch leistungsfähiges Team zusammenzustellen. Wenn uns in der praktischen Alltagsarbeit einmal nicht alle Teammitglieder zur Verfügung stehen, kann auch jemand, der nicht zu 100 Prozent über die benötigten Eigenschaften verfügt, die Aufgabe übernehmen. Er wird sich dabei anpassen müssen und die Aufgabe zwar nicht so gut erledigen können wie der Kollege, sie aber dennoch erfolgreich abschließen können, weil er im Vorfeld die Aufgabenfelder der Kollegen so gut kennengelernt hat, dass er sie gleichfalls abdecken kann.

Im Fußball kennen wir eine ähnliche Vorgehensweise. Ein Spieler kann beim Einsatz in der Nationalelf manchmal nicht seine gewohnte Position aus dem Verein spielen. Er muss sich in die neue Rolle eingewöhnen und kann dort erfolgreich sein, auch wenn er sich teilweise umstellen muss und seine Stärken nicht zu 100 Prozent einsetzen kann.

Wenn du die Perfektionisten optimal ins Team einbindest und es dir gelingt, sie zu motivieren, ein wenig von ihrer Perfektion abzuweichen, und ihnen zu zeigen, wie wichtig sie für das Team und dessen Erfolg sind, dann werden sie eine echte Bereicherung sein. Damit dir dies gelingt, bedarf es jedoch der genannten Voraussetzungen bei der Teamzusammenstellung.

In den meisten Fällen werden Teams dann erfolgreich sein, wenn unterschiedliche Rollen vorhanden sind. Welche Rollen in welcher Ausprägung benötigt werden, ist projektabhängig. Es kommt auf die gewünschte Zielsetzung an. Es gibt Projekte, bei denen es wichtig ist, schnell zu einem Ergebnis zu gelangen, und es gibt Projekte, bei denen es mehr auf die Genauigkeit ankommt. Meistens führt eine ausgewogene Kombination zu der besten Ausgangsposition.

Den beruflichen Gipfel mit realistischen Zielen erstürmen

Im Berufsleben ist es nicht anders als im Privatleben: Auf dem Weg zur Zielerreichung wirst du Hindernissen begegnen, die du überwinden musst. Und je weiter du kommst, desto größer werden die Hindernisse sein und desto größer muss die Kraft sein, die du benötigst, um die Ziele zu erreichen. Darum ist es hilfreich, wenn du bereit bist zu erkennen, dass in jedem Problem eine Chance zur Weiterentwicklung steckt. Viele Menschen glauben, sich glücklich schätzen zu dürfen, wenn ihnen alles zufliegt und gelingt. Meiner Erfahrung nach ist genau das Gegenteil der Fall:

Erfolg ist die Überwindungsprämie für Schwierigkeiten. Die Überwindung von schwierigen (beruflichen) Situationen und das erfolgreiche Meistern von besonderen Herausforderungen steigern unser Selbstbewusstsein, die Zufriedenheit und die Resilienz, die Robustheit gegenüber (beruflichem) Stress.

Ziele sind in unserem Leben wichtige Motoren und Antreiber, ganz besonders im beruflichen Umfeld. Sie dienen unserer beruflichen Entwicklung und ermöglichen uns Höchstleistungen. Durch das Erreichen von Zielen erfahren wir Genugtuung, wir spüren, dass wir etwas können und fähig sind, Dinge zu einem guten Ende zu bringen. Jedes Mal, wenn wir ein Ziel erreichen, steigert dies unser Selbstvertrauen und Selbstwertgefühl. Wir wachsen. Nicht nur das Erreichen des Ziels lässt uns wachsen, viel wichtiger ist der Weg, den wir dabei beschreiten und zurücklegen. Er ist mit Hindernissen, mit Hürden bestückt, und um diese zu überwinden, müssen wir Kraft und Energie aufbringen. Wir müssen nach Lösungen suchen, wir müssen manchmal auch über uns selbst hinauswachsen, um die Schwierigkeiten überwinden zu können. Genau diese Herausforderungen sorgen dafür, dass wir uns nach vorn bewegen und sich immer wieder neue Möglichkeiten des Wachstums ergeben, sowohl privat als auch beruflich.

Stell dir vor, du möchtest einen Gipfel erstürmen. Es ist dein großer

Traum, dort oben am Gipfelkreuz zu stehen. Es gibt für dich zwei Wege, dorthin zu gelangen. Der eine ist ganz einfach, du steigst in die Seilbahn und lässt dich nach oben bringen. Die zweite Möglichkeit ist der Weg zu Fuß. Du entscheidest dich für den zweiten Weg.

Du bereitest dich vor, besorgst dir gute und bequeme Wanderschuhe. Ziehst dem Wetter entsprechende Kleidung an. Packst einen Rucksack mit leckerem Proviant, nimmst genug zu trinken mit. Zur Sicherheit legst du noch ein Notfall-Kit hinzu, dann machst du dich fröhlich und pfeifend auf zum Gipfel. Der Weg beginnt sehr breit, gut ausgebaut und nicht so steil, es geht sich leicht und bequem. Du kommst gut voran. Du genießt die Natur, kommst an Kühen vorbei und lauschst den Kuhglocken. Dann siehst du die ersten Ziegen. Langsam merkst du die Anstrengung, die Beine werden schwerer, dein Pfeifen verstummt und du entscheidest dich gegen Mittag, die erste Rast auf einer Wiese zu machen. Nimmst deine leckere Brotzeit und genießt den Ausblick. Mit neuer Kraft machst du dich auf, es ist noch ein gutes Stück bis zum Gipfel, du willst ihn jedoch heute noch erreichen. Der Weg wird beschwerlicher, es wird steiler. Du spürst die Anstrengung deutlich und hast das Gefühl, dass du den Rucksack gern zurücklassen würdest. Der Weg wird noch steiler und beschwerlicher, du musst teilweise klettern. Jetzt brauchst du alle Kraft. Du schaust zum Gipfel, es ist nicht mehr so weit. Du reißt dich zusammen und kämpfst. Ziemlich erschöpft, aber sehr glücklich kommst du oben an. Du lehnst dich ans Gipfelkreuz und schaust in die Weite. Du siehst Schäfchenwolken, siehst die anderen Berggipfel unter dir. Was ist das für ein Gefühl? Du bist wahrscheinlich unfassbar stolz auf dich, es geschafft und alle Hindernisse überwunden zu haben. Ein tolles Gefühl. Du hast deinen inneren Schweinehund besiegt und es trotz der Hürden ans Ziel geschafft. Du bist stolz auf dich, ein entspanntes Glücksgefühl durchströmt dich.

Jetzt stell dir vor, du wärst nicht gewandert, sondern hättest die Seilbahn genommen und wärst einfach oben ausgestiegen. Schöne Natur, schöner Ausblick, du verbringst eine schöne Zeit und fährst wieder ins Tal. Wie ist jetzt dein Gefühl? Kannst du den Unterschied spüren?

Für deinen beruflichen Kontext heißt das: Wenn wir uns angestrengt, wenn wir Hindernisse überwunden, wenn wir unseren inneren Schweinehund besiegt haben, dann entsteht ein ganz anderes Gefühl. Du entwickelst eine Kraft und Energie, die sich kaum beschreiben lässt. Natürlich wäre es uns in den Momenten der Anstrengung lieber, wenn diese Hürden nicht da wären, aber genau diese Hindernisse sorgen für unsere emotionale Beteiligung, für das gute Gefühl, das uns erfüllt, wenn wir unser Ziel erreicht haben.

Genau hier liegen jedoch auch die Gefahren. Wenn du nun die ganze Anstrengung auf dich nimmst und das große Ziel hast, den beruflichen Gipfel zu erreichen, aber kurz vorher aufgeben musst, weil die Kräfte nicht reichen, dann kann dies zu dem genau gegenteiligen Effekt führen. Wenn es ständig passiert, dass du deine Ziele nicht erreichst und aufgeben musst, kommt es möglicherweise zu einem Gefühl der Wertlosigkeit. Und zu Versagensängsten. Vielleicht ziehst du dich immer mehr zurück. Du wirst neue Herausforderungen immer seltener annehmen wollen. Das wiederholte Nichterreichen von Zielen kann zahlreiche negative Auswirkungen mit sich bringen. Daher ist es so wichtig, dass deine Ziele realistisch sind und du dir Etappenziele setzt. Darum:

! Formuliere klar definierte und realistische Zwischenziele. Und dann feierst du das Erreichen dieser Zwischenziele – du »darfst« stolz sein, und du »darfst« dich dafür belohnen.

Zeig dir selbst, dass du etwas geleistet hast, nimm es ganz bewusst wahr. Die Messlatte für die Zwischenziele darf ruhig hoch liegen, damit dein Unterbewusstsein genügend Umsetzungskraft aufbringt, sie dürfen aber auch nicht übertrieben hoch sein. Die Ziele müssen stets zu deinen Fähigkeiten passen. Gerade im Berufsleben werden uns Ziele häufig vorgegeben, es sind keine Ziele, die wir uns selbst gesetzt haben, oft passen diese gar nicht zu unseren Fähigkeiten und eigenen Überzeugungen. In vielen Fällen werden Unternehmensziele allgemein formuliert und allen Mitarbeitern übergestülpt, ohne dass die Möglichkeiten des Einzelnen Berücksichtigung finden. Dies führt zu einem inneren Konflikt, weil diese Ziele vielleicht sogar unseren eigenen Überzeugungen entgegenstehen. Und wenn wir das Gefühl haben, dass die Ziele unrealistisch und vielleicht sogar unfair sind, werden wir nicht für die Ziele arbeiten, sondern dagegen.

Vor einiger Zeit hielt ich ein Seminar für ein Personalvermittlungsunternehmen, das sich darauf spezialisiert hat, Mitarbeiter für Firmen zu rekrutieren. Dieses Unternehmen arbeitet sehr zielorientiert und ist aufgrund seiner Struktur auf permanentes Wachstum ausgelegt. Um die Verkäufer dazu zu motivieren, mehr Umsatz zu generieren, wurden sehr hohe Umsatzziele vorgegeben. Natürlich konnten die Mitarbeiter sehr gut verdienen, wenn sie diese Ziele erreichten. Insgesamt waren rund 30 Verkäufer in dem Unternehmen beschäftigt. Zwei dieser Verkäufer konnten einen deutlich höheren Umsatz erwirtschaften als die anderen. Weitere fünf Mitarbeiter waren ebenfalls sehr gut und lagen weit vor den anderen, aber eben auch ein gutes Stück hinter den beiden Spitzenverkäufern zurück. Die Zielvorgaben orientierten sich ausschließlich an den beiden Top-Verkäufern. Für die beiden war es durchaus möglich, das hoch angesetzte Ziel zu erreichen. Für alle anderen war es nahezu unmöglich, im vorgegebenen Zeitraum eine so enorme Entwicklung zu schaffen, selbst für jene fünf erfolgreicheren Kollegen war eine sehr große Anstrengung notwendig. Im Jahr darauf sahen die Vorgaben ähnlich aus. Insgesamt jedoch waren die Umsätze ein wenig gesunken. In meinem Seminar spürte ich den Unmut der Verkäufer, die die Zielvorgaben ungerecht fanden. In der Diskussion stellte ich fest, dass sie jene Ziele als unrealistisch ansahen. Sie seien viel zu hoch und nicht erreichbar. Die meisten Verkäufer hatten innerlich bereits aufgegeben. Das Problem: Wenn wir von vornherein der Überzeugung sind, etwas nicht erreichen zu können, dann wird das Unterbewusstsein dafür sorgen, dass wir tatsächlich scheitern; das Unterbewusstsein sorgt dafür, dass wir immer recht bekommen. Das Ziel fungiert in dem Fall nicht als Motor oder Antreiber, sondernd verursacht Missstimmung und Demotivation. Das Erste, was ich mit dem Kundenunternehmen umgesetzt habe, war, an der Einstellung der Mitarbeiter zu arbeiten. Denn wir brauchten zuallererst das Verständnis, dass die Ziele nicht zu hoch angesetzt sind. Immerhin sieben von 30 Verkäufern waren überzeugt davon, jene Zahlen erreichen zu können. Aber 23 eben nicht! Alle aber hatten die gleichen Arbeitsvoraussetzungen und somit die gleichen Möglichkeiten. Also mussten die sieben guten Verkäufer irgendetwas anders machen als die restlichen 23. Die

Konsequenz: Jene 23 Verkäufer mussten zunächst einmal akzeptieren, dass sie an sich arbeiten und etwas in ihrem Verhalten ändern mussten.

Danach konnten wir den zweiten Schritt angehen, der darin bestand, herauszufinden, warum die anderen deutlich weniger Umsatz machten als die Top-Verkäufer. Hierfür musste es Gründe geben, die wir analysieren wollten. Nun sind Menschen immer sehr unterschiedlich und haben unterschiedliche Ansprüche, Verhaltensweisen, Einstellungen und auch Charaktere, daher wird man nie eine absolute Gleichheit erreichen. Es besteht jedoch die Möglichkeit, den Abstand zu den Spitzenverkäufern zu verringern, indem man den nicht so erfolgreichen Verkäufern zum Beispiel eine entsprechende Förderung zukommen lässt oder ihnen die Gelegenheit gibt, von den Spitzenleuten zu lernen.

Der dritte Schritt bestand darin, die Ziele den Leistungsmöglichkeiten der einzelnen Verkäufer anzupassen. Entscheidend war, die Bedürfnisse und die Motivation jedes Einzelnen zu analysieren und die Ziele darauf abzustimmen sowie die Ziele auf Etappenziele herunterzubrechen. Die Teamleiter wurden darauf sensibilisiert, jedem Verkäufer die erforderliche Unterstützung zukommen zu lassen, die notwendig war, um die Etappenziele erreichen zu können. Sobald ein Etappenziel nicht erreicht wurde, wurde zusammen nach Möglichkeiten gesucht, wie man es doch noch schaffen könnte. In der Kombination führte dies dazu, dass bis auf zwei Personen alle Verkäufer ihre Ziele verwirklichen konnten. Und auch das Unternehmen konnte letztendlich den erwünschten Umsatz realisieren – dies zeigt die Macht realistischer Ziele, die zu der Leistungsfähigkeit der Menschen passen.

Bei der Zielformulierung stellt sich immer die Frage, was dich antreibt. Warum willst du das Ziel erreichen? Welche Bilder verknüpfst du mit dem Erreichen der Ziele? Wie wichtig ist es dir? All diese Fragen sind ausschlaggebend dafür, welche Kraft dein Unterbewusstsein für das Ziel aufwendet, welche Kräfte freigesetzt werden können und ob du bei Hindernissen direkt aufgibst oder ob du einen neuen Weg versuchst.

Aufgeben ist keine Option

Solange es eine realistische Chance gibt, sein Ziel noch zu erreichen, ist Aufgeben keine Option.

Ich erinnere mich an ein Seminar, das ich in Paris durchführen sollte. Ein Unternehmen hatte eine zweitägige Veranstaltung als Event für die Mitarbeiter geplant. Es war ein Hotel dafür gebucht worden, dort warteten 30 Personen auf mich, die Teilnehmer waren aus ganz Deutschland angereist. Das Seminar sollte um 11 Uhr beginnen. Ich entschied mich, für die Anreise den Flieger von Köln nach Paris zu nehmen. Aus organisatorischen Gründen war es mir nicht möglich, am Vorabend anzureisen (was ich in einem solchen Fall normalerweise tue). Am Flughafen angekommen, musste ich feststellen, dass der Flug annulliert wurde. Was nun? Immerhin wartete eine große Gruppe auf mich. Einen anderen Flieger zu nehmen war keine Option. Ich machte mich also auf zum Kölner Hauptbahnhof, um dort den Zug nach Paris zu nehmen. Aber dort wartete die nächste Horrorbotschaft auf mich: Der Zug fiel ebenfalls aus! Und es gab keinen anderen Zug, der rechtzeitig in Paris ankommen würde. Was nun? Es warteten immer noch 30 Personen auf mich. Also überlegte ich, welche weiteren Optionen mir zur Verfügung standen. Es gab eigentlich nur noch eine Möglichkeit: das Auto. Die Zeit reichte noch. Dann aber: Kurz hinter Aachen Vollsperrung der Autobahn. Kurz vor der Verzweiflung entschied ich mich gerade noch rechtzeitig, die Autobahn zu wechseln. Noch war es zu schaffen, knapp, aber es müsste funktionieren. Und es hat funktioniert: Gut eine gute Stunde vor Seminarbeginn traf ich in dem Seminarhotel ein.

Erst wenn ich den Termin nicht mehr hätte einhalten können, wenn auch der letzte Weg nicht mehr rechtzeitig zum Ziel geführt hätte oder wenn der finanzielle Aufwand in keinem Verhältnis mehr zum Ziel gestanden hätte, wäre der richtige Moment gewesen, aufzugeben.

»Unsere größte Schwäche liegt im Aufgeben. Der sichere Weg zum Erfolg ist immer, es doch noch einmal zu versuchen.«
Thomas Alva Edison (1847 – 1931)

Mut zur Lücke – aber nicht bei der Pünktlichkeit

Eine Tugend, bei der Perfektionismus tatsächlich eher von Vorteil ist, ist die Pünktlichkeit. Ich bin ein Pünktlichkeitsperfektionist und -fanatiker und der festen Überzeugung, dass Perfektionismus hier auch angebracht ist. Ich komme nie zu spät, wirklich nie. Es zeugt von mangelndem Respekt, wenn man zu spät kommt. Es muss schon etwas sehr Gravierendes passieren, damit ich einen Termin nicht einhalte. Ich finde es furchtbar, wenn Menschen zu spät kommen. Dadurch vergeudet man die kostbare Zeit seines Gesprächspartners, nur weil man meint, andere Dinge hätten eine höhere Priorität als eine feste Verabredung. Gerade im Berufsleben ist Zeit oft Geld, und eben nicht nur unsere eigene, sondern auch die unseres Gesprächspartners. Arbeitsabläufe, Tagesplanungen, Terminfolgen und abgestimmte Prozesse funktionieren nur so lange, wie die Zahnrädchen optimal ineinandergreifen. Unpünktlichkeit sorgt dafür, dass nicht nur das eigene Uhrwerk aus dem Takt kommt, sondern eben auch das unseres Umfeldes.

Stell dir vor, du hättest einen Wunsch frei und dürftest dir eine Persönlichkeit auf der Welt aussuchen, mit der du dich 30 Minuten lang treffen darfst. Du hättest die Möglichkeit, sie alles zu fragen. Wen würdest du dir aussuchen? Jetzt stell dir vor, das Treffen ist für 18 Uhr am Abend angesetzt und diese Person hätte nur genau 30 Minuten Zeit. Diese Zeit ist jedoch komplett für dich reserviert. Wann wärst du da? Ich bin sicher, du wärst mindestens zehn Minuten früher dort, wenn nicht noch früher. Wie würdest du die Anreise planen? Was würdest du alles einkalkulieren?

Nun kannst du einwenden, nicht jeder Termin habe dieselbe Bedeutung. Aber warum eigentlich nicht? Wenn du dich entscheidest, einen Termin wahrzunehmen, dann bist du bereit, Lebenszeit zu investieren. Und du erwartest dies auch von deinem Gesprächspartner. Wenn du den Termin als so wichtig erachtest, dass du dafür Lebenszeit einplanst, dann solltest du diese Zeit auch mit dem größten Respekt behandeln. Pünktlichkeit ist eine höfliche Haltung, mit der du Respekt gegenüber dir selbst und deinem Gesprächspartner zum Ausdruck bringst. Ich plane darum bei meinen Treffen – und zwar nicht nur im beruflichen Zusammenhang, sondern auch privat – stets Unvorhergesehenes ein, das zu Verzögerungen führen könnte. Ich vergeude auf dem Weg keine Zeit, bin immer zu früh am Treffpunkt und nutze den Leerlauf, der gegebenenfalls entsteht, weil ich etwas warten muss, um Aufgaben zu erledigen oder zu lesen. Der Nebeneffekt ist, dass ich auf diese Weise über den Tag verteilt immer Zusatzzeit gewinne (zumindest gefühlt). Der Stressfaktor sinkt dadurch deutlich.

Allerdings kann übermäßige Perfektion, kann übertriebene Pünktlichkeit auch zum Nachteil ausschlagen. Die Menschen, mit denen ich einen Termin habe, sind oft noch nicht bereit. Für diese ist es dann unangenehm, wenn der Besuch zu früh kommt. Oft ist dies schlimmer, als fünf Minuten zu spät zu sein. Denn die meisten rechnen nicht damit, dass der Gesprächspartner zehn oder gar 15 Minuten zu früh kommt, sondern gehen eher vom Gegenteil aus. Letztens waren wir bei Freunden zum Geburtstag verabredet. Wie so oft, war ich 20 Minuten zu früh da. Die Frau meines Freundes musste uns im Bademantel begrüßen, das war dann selbst mir etwas peinlich. Der Vorteil der Pünktlichkeit schlägt in einen Nachteil um und wird zur Stolperfalle.

Im Berufsleben ist das nicht anders. Auch dein Gesprächs- oder Geschäftspartner hat seine Zeitabläufe geplant, oft sind diese sehr straff durchgetaktet. Wenn du hier viel zu früh erscheinst, dann verursacht dies ein ungutes Gefühl oder sogar ein schlechtes Gewissen. Dein Terminpartner muss dich nun unter Umständen warten lassen oder er muss seinen eigenen geplanten Rhythmus verändern – das ist keine gute Grundlage für ein erfolgreiches Geschäftsgespräch.

! Mittels Pünktlichkeit bezeugen wir unseren Respekt für andere Menschen. Übermäßige Perfektion in diesem Bereich allerdings kann den Gesprächspartner unter Umständen in eine unangenehme Situation bringen.

Verhindert Perfektionismus Leistungsstärke?

Bevor ich mich damit beschäftige, dass und inwiefern Perfektionismus Leistung im beruflichen Zusammenhang geradezu verhindern kann, möchte ich die Problemstellung mithilfe eines privaten Erlebnisses verdeutlichen.

Ich habe einen Nachbarn, der ein kleines Häuschen hat. Einst im Frühjahr sah ich, wie er begann, es zu streichen. Also noch nicht so richtig. Er stellte das Gerüst auf, das dauert, es muss ja perfekt stehen. Gefühlte zwei Wochen später begann er mit dem Streichen. Oder doch nicht: Erst einmal musste ja alles sauber abgeklebt werden, und zwar perfekt. Das dauerte. Gefühlte zwei Wochen später fing er nun doch an zu streichen. Aber wieder nein. Es musste erst noch die Folie ausgelegt werden, und zwar perfekt. Aber jetzt, jetzt konnte es klappen. Nein. Erst mal musste er alle Kanten und Ecken schön sorgfältig mit einem kleinen Pinsel streichen. Gefühlte zwei Wochen später begann er nun wirklich mit dem Streichen der Fläche. Das Ganze zog sich bis in den Herbst hin. Nun wurde alles rückgebaut. Also erst mal die Folie entfernen, dann das Klebeband, und zum guten Schluss das Gerüst abbauen. Ein wirkliches Jahresprojekt.

Kurz bevor es kühler wurde, ließ es mir keine Ruhe mehr. Auch mein Haus musste gestrichen werden, so meine Überlegung. Angetrieben von den Erfahrungen mit meinem Nachbarn dachte ich darüber nach, einen Maler zu engagieren. So viel Zeit wie der Nachbar konnte und wollte ich nicht aufbringen. An einem sonnigen Tag entschied ich mich aber doch dazu, selbst Hand anzulegen. Ich war mir sicher, die Arbeit in zwei Tagen erledigen zu können. Ich holte also die Farbe aus der Garage, klebte die wichtigsten Stellen ab, legte Pappe aus, nahm die Leiter und begann zu streichen. Insgesamt zwei Tage, einen Freitag und einen Samstag, hat die ganze Prozedur gedauert. Ich habe meinen Vater gerufen und ihn gebeten, die beiden Flächen, also die von mir und die vom Nachbarn, zu prüfen. Ich wollte doch zu gern wissen, ob es einen Qualitätsunterschied gab, es musste ja einen geben. Ich habe zwei Tage benötigt und mein Nachbar mehr als ein halbes Jahr. Der Unterschied musste also gravierend sein – aber mein Vater (er ist vom Fach) konnte keinen Unterschied feststellen.

Für mich zeigt dies: Perfektion verhindert Leistung. Sachen ordentlich mit guter Qualität zu erledigen, ist zwar eine Voraussetzung für Leistungsstärke. Aber du darfst dich nicht in Unwichtiges verstricken und dich nicht mit Kleinigkeiten aufhalten, die für das Ergebnis nicht relevant sind.

Und noch einmal: Perfektion verhindert Leistung. Und zwar auch im beruflichen Kontext.

Ein guter Freund von mir besitzt eine Werbeagentur. Diese sollte um einen neuen Vertriebler erweitert werden. Mein Freund bat mich, mit dem Vertriebler ein Einzelcoaching durchzuführen, um ihm einen guten Start zu ermöglichen. Das Ziel bestand darin, dass dieser möglichst schnell damit beginnen konnte, liegengebliebene Anfragen zu bearbeiten, Termine zu machen, Angebote zu präsentieren und Abschlüsse zu generieren. Meine Aufgabe war, mit ihm die erforderlichen Techniken einzuüben. Mit diesen Vorgaben gingen wir in ein intensives zweitägiges Coaching. Er bekam von mir alle wichtigen Verkaufstechniken an die Hand, er lernte, wie er die Präsentationen am erfolgreichsten durchführte und wie er den Abschluss einleitete. Am dritten Tag akquirierte ich mit ihm live und zeigte ihm, wie er am besten zu Terminen gelangt und diese zielorientiert vereinbart. Gleich am nächsten Tag sollte er eigenständig mit der Akquise beginnen und mich entsprechend informieren. Als ich auch drei Tage später nichts von ihm gehört hatte, rief ich ihn an und fragte, wie es gelaufen sei. Er meinte, er habe mit den Telefonaten noch nicht begonnen. Er befinde sich noch in den Vorbereitungen. Erstaunt fragte ich ihn, welche Vorbereitungen er meine. Naja, er sei noch dabei, den Schreibtisch zu organisieren. Es würde ihm auch noch eine Software auf dem Rechner fehlen. Zudem habe er noch keinen Gesprächsleitfaden erstellt. Uff! Er sollte doch vor drei Tagen mit dem Telefonieren begonnen haben! Das war echter kontraproduktiver Perfektionszwang – und endete im perfekten Sumpf.

Natürlich ist es wichtig, sich vorzubereiten und genau zu wissen, wie die Akquisitionsgespräche ablaufen sollen. Aber die Vorgehensweise des neuen Mitarbeiters in der Werbeagentur meines Freundes war nun doch kontraproduktiv, weil die eigentliche Zielsetzung – die rasche Einarbeitung, um Liegengebliebenes aufzuarbeiten und Ergebnisse zu produzieren – in ihr Gegenteil verkehrt wurde.

Kontraproduktiver Perfektionsdrang sorgt dafür, dass wir uns allzu sehr mit Kleinigkeiten und unwesentlichen Details aufhalten, die uns nicht nach vorn bringen. Wir verstricken uns und verlieren den Blick fürs Wesentliche. Manchmal muss man auch fünf gerade sein lassen. Alles zu seiner Zeit, ich habe ja ausführlich ausgeführt, dass Perfektion in besonderen Situationen seine Daseinsberechtigung hat. Aber eben nicht immer.

Die Dosis macht das Gift: Alles Übermäßige, jede Übertreibung ist ungesund und macht unglücklich. Und dies gilt auch beim Thema Perfektionismus.

Damit du Erfolge erzielen kannst, musst du Dinge ausprobieren. Wenn du Dinge ausprobierst, kommt es zu Fehlern. Wenn du immer alles nur richtig und perfekt machen willst, besteht die Gefahr, dass die Lerneffekte ausbleiben, die durch Rückschläge und Niederlagen entstehen. Du brauchst den Mut, auch einmal etwas falsch machen zu dürfen. Wenn du dies nicht zulässt, verhinderst du Wachstum und Leistungsstärke, auch im beruflichen Umfeld.

Starke Impulse und Denkanstöße aus Kapitel 6

- Folge deinem Bauchgefühl und lass dich nicht von chronischen Zweiflern von deinen Vorhaben und Ideen abhalten.
- Die perfekte Vorbereitung für einen beruflichen Wechsel wird es nie geben. Gut überlegen und dann eine Entscheidung treffen – das führt zum Ziel.
- Wenn du an einen beruflichen Wechsel denkst, solltest du nicht warten, bis jemand dir sagt, wie dein perfekter Weg auszusehen hat. Entwickle den Mut, auch ohne Perfektion die ersten Schritte zu wagen.

- Fehler sind ein natürlicher Lernprozess, ohne Fehler sind Entwicklung und Fortschritt nicht möglich. Verändere deinen Blickwinkel auf Fehler. Wir wachsen an Hindernissen, an Hürden und an Niederlagen.
- Verabschiede dich vom Null-Fehler-Perfektionismus.
- Achte als Führungskraft bei der Teamzusammenstellung darauf, dass du den Perfektionisten so integrierst, dass er eine konstruktive Rolle übernehmen kann, durch die das Team wachsen kann.
- Setz dir stets realistische Ziele. Deine Ansprüche an dich selbst sollten immer realistisch sein.
- Übertriebener Perfektionismus kann Wachstum und Leistungsstärke verhindern.

Kapitel 7: Mit Mut zur Lücke das Glück finden

Das Glück liegt auf der Straße, wir müssen es nur aufheben. Wenn wir einen Zehn-Euro-Schein auf der Straße finden, dann werden wir keine Sekunde zögern und uns danach bücken. Wenn wir aber das Glück auf der Straße liegen sehen, dann können wir es oft nicht glauben, wir trauen uns nicht, es aufzuheben. Oft haben wir den Eindruck, dass wir es nicht verdient hätten. Das Geld, das haben wir verdient, da zögern wir keine Sekunde, aber nach dem Glück zu greifen, da stehen wir uns doch gern selbst im Weg. Warum ist das so? Und wie gelingt es dir, zuzugreifen und dein Glück anzunehmen?

Von der Kunst des Lebens

Ich sitze auf meiner kleinen Finca auf Mallorca, zusammen mit meiner Familie frühstücke ich, es gibt frische Erdbeeren. Ich liebe saftige Erdbeeren auf Butterbrot. Es gibt für mich nichts Besseres. Das Gefühl, wenn ich da hineinbeiße ... das kann ich gar nicht angemessen beschreiben. Ich genieße den Morgen, die Sonne scheint, es ziehen ein paar harmlose Schleierwolken vorbei, es ist April und die Luft noch ein wenig kalt, man braucht einen leichten Pullover. Gerade das macht die Frische aus, wir können es wunderbar aushalten, weil es noch nicht so drückend warm ist. Ich liebe diese klare Luft, sie gibt so viel Energie. Vom Frühstückstisch kann ich unsere Zitronen- und Orangenbäume sehen. Es ist schon beeindruckend, wenn man frische Früchte am eigenen Baum, im eigenen Garten hängen sieht. Es ist ein traumhafter Morgen, ich könnte ihn mir nicht schöner vorstellen.

In diesem Moment stelle ich mir die Frage, wie dieses Szenario von einem Perfektionisten bewertet werden würde, ich schlüpfe also in dessen Haut:

Gerade sitze ich hier auf meiner kleinen Finca auf Mallorca, sie dürfte ruhig etwas größer sein, ach, es wäre schon schön, wenn ich noch etwas mehr Grundstück hätte, und ein oder zwei Zimmer mehr wären ja auch ganz gut. Zusammen mit meiner Familie frühstücke ich, immer diese Diskussionen am Morgen, können die nicht wenigstens beim Frühstück mal aufhören zu diskutieren? Es gibt frische Erdbeeren. Ich liebe saftige Erdbeeren auf Butterbrot, es ist aber noch nicht die richtige Zeit dafür, sie sind noch ein bisschen hart. Ich mag sie doch ein wenig weicher. Also ich sitze hier und genieße den Morgen, es ist April, die Luft ist noch etwas kühl, es dürfte ruhig ein bis zwei Grad wärmer sein. Vom Frühstückstisch aus kann ich unsere Zitronen- und Orangenbäume sehen, es hängen noch nicht ganz so viele Früchte daran. Ich fände es schöner, wenn er so richtig prall gefüllt wäre. Es ist zwar ein schöner Morgen, es gibt jedoch schon noch Luft nach oben …

Zweimal dieselbe Situation, zwei vollkommen unterschiedliche Eindrücke, Wahrnehmungen und Bewertungen. Meine Schlussfolgerung:

! Es liegt an dir, wie du Dinge, Momente und Situationen siehst und bewertest. Entscheide, aus welchem Blickwinkel du sie betrachten willst – es gibt eigentlich immer auch eine Perspektive des Glücks, eine Betrachtungsweise, die dich glücklich(er) macht.

Du entscheidest, ob du mehr die positiven und schönen Dinge wahrnimmst oder ob du immer das Haar in der Suppe suchst, damit alles noch besser wird – und dieses Haar dann natürlich auch findest. In dem Roman »Das Gewicht der Worte« von Pascal Mercier habe ich gelesen: »Das können nur Menschen (…), ihr Leben verpassen, sich selbst verpassen, in dem, was sie vielleicht hätten werden können.« (Mercier 2020, S. 432)

Natürlich habe ich, um im obigen Beispiel zu bleiben, das Frühstück so vorbereitet, wie es mir gefällt, trotzdem gibt es Faktoren, die ich schlecht beeinflussen kann und bei denen der Aufwand zu groß wäre, um sie verändern. Das Wetter muss ich so nehmen, wie es ist. Wenn ich im April nach Mallorca fahre, dann weiß ich, dass es keine 30 Grad warm sein kann. Es werden höchstens 20 Grad werden. Auch die Konsistenz und Farbe der Erdbeeren kann ich nicht beeinflussen. Sie sind, wie sie sind. Aber wenigstens gibt es in der Jahreszeit schon Erdbeeren, und das ist doch fantastisch. Wenn ich sie so, wie sie sind, nicht mag, esse ich eben etwas anderes und erfreue mich daran.

»Kleinigkeiten sind es, die Perfektion ausmachen, aber Perfektion ist alles andere als eine Kleinigkeit.«

Leonardo da Vinci (1452–1519), italienisches Universalgenie, Maler, Bildhauer, Baumeister, Zeichner und Naturforscher; Zitat wird auch Sir Frederick Henry Royce zugeschrieben

Ich glaube, der Perfektionist leidet darunter, dass er die Dinge um sich herum seinen Wünschen und Vorstellungen anpassen will. Er kann nicht akzeptieren, dass manche Dinge so sind, wie sie sind. Und manchmal sind sie halt auch nur mittelmäßig. Natürlich, wir sollten versuchen, die Dinge zu verändern, aber es gibt Situationen, in denen wir akzeptieren müssen, dass dies nicht möglich ist. Den Unterschied zu erkennen, wann wir etwas so hinnehmen sollten, wie es ist, und wann es Sinn ergibt, nach mehr Perfektion zu streben – darin besteht die Kunst des Lebens. Und genau daran scheitern viele. Es fällt ihnen schwer, Situationen einfach einmal hinzunehmen.

Glücksgefühle entstehen dadurch, dass wir schöne Situationen, Ereignisse oder Erlebnisse ganz bewusst wahrnehmen, ohne ständig den Gedanken in uns zu wälzen, wie das Ganze noch perfekter sein könnte. Das Perfektionsstreben ist dann häufig eher ein Glücksverhinderer als ein Glücksbringer.

Auch mir fällt es nicht immer leicht, den richtigen Weg zwischen perfektionistischem Handeln und einer Sichtweise zu finden, die mich die Dinge in ihrem So-Sein akzeptieren lässt.

Vor Kurzem hatten wir uns vorgenommen, auf einen Markt zu gehen. Es war schon relativ spät, aber es würde reichen. Ich hatte mich schon längere Zeit darauf gefreut. Meine Familie braucht immer etwas länger als ich, um sich auf solche Marktbesuche vorzubereiten. Ich war schon leicht genervt, bevor es überhaupt losging. Ich hatte mir alles so schön ausgemalt und vorgestellt, wollte früh da sein, um den Trubel und die Stimmung, die auf den mallorquinischen Märkten herrscht, in mich aufnehmen zu können. Und dafür muss man eben früh auf dem Markt sein. Zumindest hatte sich diese Überzeugung in mir festgesetzt. Warum nur wollten sich die Dinge nicht meinen Vorstellungen anpassen und beugen?

Wir brachen also später auf als (von mir) geplant. Auf dem Weg zum Markt war die Zufahrtsstraße gesperrt, es gab keine Chance mehr, vor der Schließung des Marktes einzutreffen. Du kannst dir meine Laune vorstellen, ich war kurz vor dem Platzen. Im Grunde war nichts Schlimmes passiert. Na und, geht man halt an einem anderen Tag auf den Markt. Wenn es in der Situation nur so einfach wäre, umzuschalten. In meiner Vorstellung hatte ich mir ein klares Bild von einem perfekten Marktbesuch kreiert. Als sich die Wirklichkeit nun meiner Wunschvorstellung nicht anpassen wollte, brach eine Welt für mich zusammen.

Nachdem ich mich beruhigt hatte, gingen wir zum Strand. Das Wetter passte. »Eigentlich ist es viel angenehmer, bei diesem Wetter am Strand zu liegen, als bei der Hitze über den Markt zu laufen«, so meine Überlegung. Der nicht erfolgte Marktbesuch ließ mir trotzdem keine Ruhe, also suchte ich im Internet nach Alternativen. Und tatsächlich: Ich stieß auf einen interessanten Bericht, in dem ein besonderer, aber kleiner Markt erwähnt wurde, der wohl zu den schönsten der Insel gezählt wird. Und das Beste war, er fand am folgenden Tag statt.

Rückblickend war es also genau richtig, dass wir den ersten Markt verpasst hatten. Wir hatten einen fantastischen Tag am Strand verbracht und zudem noch die Möglichkeit, am Folgetag einen schönen Markt zu besuchen. Hätten wir, wie geplant, jenen ersten Markt besucht, hätte ich im Internet nicht recherchiert und wir wären nicht auf jenen anderen Markt aufmerksam geworden.

Das Streben nach zu großer Perfektion verhindert oft, dass wir den Blick auf Alternativen richten können. Wir sind dann so fixiert auf unsere »perfekte Wunschvorstellung«, dass wir Scheuklappen entwickeln, die uns daran hindern, andere Möglichkeiten überhaupt in Betracht zu ziehen.

Ich selbst habe damals noch die Kurve gekriegt:

Als wir am Strand angekommen waren, gab es keine Liegen. Es war zu früh für diese Jahreszeit, der Service war noch nicht eingerichtet. Wir mussten uns damit begnügen, unsere Handtücher im Sand auszubreiten. Ja, ich gebe es zu, ich bin ein wenig komfortverwöhnt und liege natürlich lieber auf einer Liege, die ich nach meinen Bedürfnissen einstellen kann. Am besten noch eine dicke Auflage drauf, und schon geht es mir gut. Diesen Komfort aber gab es nicht. Also ab in den Sand. Und wow, das war echt toll. Der Sand war von der Sonne aufgewärmt. Es gab unter dem Handtuch eine angenehme Wohlfühlwärme. Ein bisschen wie bei einer Fußbodenheizung. Der Sand war ungewöhnlich weich. Meine Füße bohrten sich hinein. Ich fühlte mich göttlich. Und durfte Momente genießen, die sich erst beim zweiten Hinsehen als wunderschön entpuppten.

Es ist oft so im Leben: Das Unvorhergesehene entpuppt sich plötzlich als die viel bessere Variante. Wenn es mir nicht gelungen wäre, mich nach jenem ersten gescheiterten Marktbesuch von meiner perfekten Wunschvorstellung zu distanzieren und zu verabschieden, hätten meine Familie und ich niemals jenen tollen Strandtag erleben dürfen.

Die Suche nach dem »perfekten Glück«

Ich kenne viele Menschen, die nicht aus ihrer Haut können. Die in ihrem Leben nicht von der Stelle kommen. Weil alles so gut geplant und durchdacht werden muss, dass sie nie mit der Umsetzung beginnen. Ist doch schade, denn unsere Lebenszeit ist begrenzt. Weißt du heute, was in zehn Jahren ist? Weißt du, ob du in zehn Jahren noch die Möglichkeit hast, deinen Traum zu verwirklichen? Welche unerwarteten Situationen das Leben für dich bereithält? Darum noch einmal die Frage: Gibt es Vorhaben, die du im Leben gern umgesetzt hättest, die du aber aus verschiedenen Gründen bisher nie realisieren konntest? Dann gehe es jetzt an, vergeude nicht noch mehr Zeit. Ich bin mittlerweile 50 Jahre alt und merke, dass immer mehr Menschen aus meinem Bekanntenkreis oder meiner Altersgruppe leider schon nicht mehr da sind. Menschen, die keine Möglichkeit mehr haben, ihre Träume umzusetzen und das zu machen, was sie sich vorgenommen haben. Eines kann ich für mich sagen: Ich habe nicht immer, aber meist das gemacht, was ich machen wollte. Habe das umgesetzt, worauf ich Lust hatte. Und ich habe selten Zeit damit verschwendet, darauf zu warten, bis die Voraussetzungen ideal waren. Vielleicht habe ich dadurch das ein oder andere zu früh gestartet und Entscheidungen zu schnell getroffen. Vielleicht habe ich dadurch auch mal einen falschen Weg eingeschlagen. Wenn ich aber morgen sterben sollte, dann kann ich von mir sagen, dass ich die meisten meiner Träume gelebt habe.

Darum: Lass dich in deinem Leben nicht durch unnötiges Perfektionsstreben von deinen Träumen abhalten. Lass dich nicht von Ängsten einschränken. Entwickle den Mut, einfach zu starten. Lebe dein Leben und hab Freude daran. Akzeptiere die Fehler, die du machen wirst. Nimm hin, dass du das ein oder andere Mal den falschen Weg wählen wirst. Du wirst sehen, welch befreiende Wirkung dies auf dich haben wird. Vielleicht ist das jetzt deiner Meinung nach zu einfach gedacht. Du bist vielleicht der Meinung, dass sich deine Wünsche und Träume derzeit nicht realisieren lassen, da es ganz spezielle Gründe dafür gibt. Das mag sein, vielleicht ist es tatsächlich so.

Betrachte diese Gründe einmal ganz genau. Schau, ob es vielleicht nur vorgeschobene Argumente sind. Vielleicht steckt etwas ganz anderes dahinter. Vielleicht ist es eher die Angst, die dich daran hindert, in die Umsetzung zu gelangen. Die Angst vor der Veränderung, die Angst vor dem Versagen, die Angst davor, was wohl die anderen dazu sagen werden. Prüfe also, welcher Art die Hemmnisse sind. Es kann gut sein, dass du feststellst, dass sie überwindbar sind, dass es Lösungen dafür gibt. Es kann auch sein, dass du bemerkst, dass du einfach den ersten Schritt noch nicht gegangen bist. Sich auf ein Abenteuer einzulassen, sich zu überwinden, einfach anzufangen, kann unglaubliche Glücksmomente erzeugen.

Viele Menschen verwechseln Glück mit Erfolg

Bereits von Kindheit an werden wir auf Erfolg eingestellt. Wobei der Erfolgsbegriff, der dahintersteht, sehr eindimensional ist: Anscheinend gilt: Alles, was zählt, ist, ordentlich Geld zu verdienen. »Kind, sei gut in der Schule, damit es dir später gut geht.« Solche Aussagen heben nicht darauf ab, dass derjenige, der sie äußert, hofft, dass du glücklich wirst. Gemeint ist meistens, dass du dir eine gute Position im Job erkämpfen und so möglichst viel Geld verdienen sollst. Selten geht es darum, dass wir ein glückliches oder zufriedenes Leben führen mögen, wie wir unser Leben so gestalten, dass wir möglichst viel Freude und Lebenslust erfahren. So nährt sich in uns die Einstellung, dass wir glücklich sind, wenn wir Erfolg haben.

Vor Kurzem wurde ich von einem Arzt für ein Coaching engagiert. Sein Sohn studiert Medizin und hat Schlafprobleme. Er setzt sich extrem unter Druck und wird von Versagensängsten geplagt, obwohl seine Noten sehr gut sind. Der Vater wollte den Sohn nicht direkt zu einem Therapeuten schicken, darum sollte zunächst einmal ich nach Gründen für seine Schlafstörungen und nach Optimierungsansätzen forschen. Im Zuge des Coachings habe ich ihm diverse Frage gestellt. Ich wollte zum Beispiel erfahren, welche Hobbys er hat, was er in seiner Freizeit macht und was ihm Freude bereitet. Ich stellte fest, dass seine Aktivitäten allesamt darauf ausgelegt sind, etwas erreichen zu wollen. So spielt er Fußball, um sich zu beweisen und um Leistung zu bringen. Das ist nicht verwerflich, aber das Wort »Freude« benutzte er in diesem Zusammenhang nicht. Er konnte mir nicht eine einzige Aktivität nennen, die er aus reiner Freude oder Leidenschaft ausübt. Bei allem, was er tut, ist sein Ziel, zu den Besten zu gehören. Auch das ist nicht verwerflich; den Anspruch zu haben, das, was man tut, auch gut zu machen, ist erst einmal positiv zu beurteilen. Problematisch wird es dann, wenn der Ansporn vor allem aus dem Gefühl der Minderwertigkeit resultiert. Auf die Frage, ob ihm das Fußballspielen richtig Freude bereite, erhielt ich die Antwort, dass dies früher der Fall gewesen sei, es ihm heute jedoch mehr um die Leistung gehe. Ich stellte ihm dann die Frage, warum er gerade das Medizinstudium gewählt habe. »Ich habe mir überlegt, womit und wie ich am besten viel Geld verdienen kann«, so seine Antwort. Ich erkannte rasch: Sein Hobby setzte ihn unter Druck, sein Studium setzte ihn unter Druck, und er hatte sich für einen Beruf entschieden, den er wahrscheinlich nie mit Hingabe und Leidenschaft ausüben würde. In Wahrheit war vor allem er selbst es, der sich ständig unter Druck setzte.

Natürlich ist es richtig, zu überlegen, ob ein Beruf die Möglichkeit bietet, später den gewünschten Lebensstandard zu finanzieren. Wenn jedoch die Zielsetzung allein im »Geldverdienen« besteht, dann ist das der falsche Antrieb. Ich habe bereits im fünften Kapitel beschrieben, dass Geld verdienen und Erfolg haben nicht unbedingt etwas mit Glücklichsein zu tun haben muss. Wenn die Zielsetzung des Arztsohnes nicht das Geld an sich wäre, sondern das, was er mit dem Geld machen möchte, wäre dies aus meiner Sicht eine akzeptable Motivation. Schöne Reisen, ein tolles Haus, eine Jacht, aber auch anderen Menschen helfen, sich verwirklichen – gut: Dann besteht der Antrieb aus bestimmten Emotionen und nicht darin, anderen etwas beweisen zu müssen und zu wollen.

Grundsätzlich ist es erst einmal zielführend, den Wunsch nach Entwicklung zu verspüren, den Anspruch zu haben, dass man etwas richtig und vernünftig machen will. Auch der Anspruch, zu den Besten zu gehören, ist erst einmal kein schlechter, sondern aus meiner Sicht eine positive Eigenschaft. Wichtig dabei ist, dass es immer einen vernünftigen Ausgleich gibt. Dass es Aktivitäten gibt, die du parallel ausübst, bei denen es nicht darum geht, der Beste sein zu müssen, sondern bei denen du einfach nur Freude erlebst, Gelassenheit und Glücksgefühle verspürst.

Jeder Mensch braucht Tätigkeiten, die rein seiner Freude, seiner Berufung, seinem Interesse entstammen – ganz ohne Druck, Wettbewerb, Zielsetzung. Tätigkeiten, bei denen er ganz im So-Sein und Ich-Sein sein kann, seine Emotionen auslebt. Dieser Ausgleich gibt uns Kraft und nimmt den inneren Druck. Das Ziel ist dann, einfach mal »ich« sein zu können, das eigene innere Selbst zu leben.

Das ist ein Ziel, das jener Arztsohn bis dahin noch nie in Betracht gezogen hat. Mittlerweile ist es ihm gelungen, zu seinem Studium und seinem Berufsziel eine andere Haltung aufzubauen. Er fragt sich nun ernsthaft, warum und wozu er überhaupt Geld verdienen möchte. Er hat seine Antwort noch nicht gefunden, aber es ist ein Fortschritt, dass er sich diese Frage nun stellt.

Wir brauchen den Mut, auch einfach mal etwas zu tun, was uns nur Spaß macht, ohne dass es uns auf den ersten Blick etwas einbringt und nützlich ist. Wenn es uns gelingt, unseren Fokus und unsere Aktivitäten etwas mehr auf das Glücklichsein zu richten und nicht nur auf den Erfolg, dann wird vieles einfacher und lebenswerter. Es geht gar nicht darum, den Wunsch nach Erfolg aus den Augen zu verlieren oder sich von dem Anspruch auf eine gute oder gar perfekte Leistung zu verabschieden. Es geht vielmehr darum, die Sichtweise zu erweitern und neue Möglichkeiten im eigenen Leben zu erkennen. Wer Erfolg nicht mit Glück verwechselt, dem gelingt es durch diesen Perspektivenwechsel, diese neuen Möglichkeiten zu sehen. Und sie dann auch zu ergreifen.

Entscheidungsstarke Menschen sind oft glücklich(er)

Extreme Perfektionisten tun sich oft schwer damit, Entscheidungen zu treffen. Im sechsten Kapitel bin ich bereits darauf eingegangen: Jede Entscheidung birgt die Gefahr, einen Fehler zu machen, daher wird geprüft und geprüft. Der Perfektionist hat den Eindruck: »Je mehr Informationen ich sammle, desto besser kann ich meine Entscheidung treffen.« Oft schiebt er die Entscheidung dann immer weiter vor sich her, weil er Angst hat, dass es die falsche sein könnte. Also lieber keine Entscheidung treffen als einen Fehler machen. Aber genau das führt zu einem noch viel größeren Fehler, nämlich sich gar nicht zu entscheiden und so jede Weiterentwicklung zu verhindern und für Stillstand oder sogar Rückschritt zu sorgen.

»Perfektionisten: Alles ist heiliges Handeln, tüchtige Tugend, sie lieben das Leben und sich ein wenig zu wenig.«
Maximilian Anthes (*1984), Tiefseetaucher

Menschen, die Entscheidungen treffen können, fühlen sich nach meinen Erfahrungen oft freier, weil sie eher zu dem Gefühl gelangen, dass sie ihr Leben selbst in der Hand haben, sie fühlen sich dadurch weniger fremdgesteuert. Hinzu kommt: Menschen, die gern und zielorientiert Entscheidungen treffen, werden von ihrem Umfeld als selbstbewusstere Personen wahrgenommen. Das heißt: Durch das Treffen von Entscheidungen stärkst du automatisch dein Selbstvertrauen und steigerst dein Selbstwertgefühl. Die Entscheidungskraft hilft dir auch bei der Eigenmotivation. Indem du bewusst Entscheidungen triffst, erhältst du mehr Anerkennung und Bewunderung, du wirst von der Gemeinschaft eher akzeptiert. Meine Erfahrung ist: Entscheidungsstarke Menschen sind oft beliebter, werden eher befördert und steigen auf der Karriereleiter schneller nach oben. Aus dem Zusammenspiel von gestärktem Selbstvertrauen und externer Anerkennung entwickelst du eine intrinsische

Motivation – das ist die Motivation, die aus unserem Inneren kommt, eine Stärke, die dich antreibt. Du entwickelst mehr Freude an dem, was du tust, es entstehen Gefühle der Zufriedenheit und des Glücks.

Wie sollen uns andere akzeptieren, wenn wir selbst es nicht tun? Das Streben nach Optimierung, Entwicklung und Verbesserung wird dadurch nicht eingeschränkt. Wer sich selbst mag, kann sich auf seine positiven Eigenschaften und Stärken konzentrieren. Und darum gilt:

! Entscheidungen treffen kannst du lernen, es ist ein Prozess.

Wenn du von Natur aus jemand bist, der nicht gern Entscheidungen trifft, dann muss das nicht so bleiben. Es geht bei Entscheidungen nicht immer um große Dinge, es beginnt bereits bei Kleinigkeiten. Wenn es dir im Alltag gelingt, bei ganz gewöhnlichen Ereignissen Entscheidungen zu treffen, dann wird es dir bei größeren immer leichter fallen. Darum: Triff Entscheidungen, sooft du kannst, und beginne mit kleinen Situationen:

- Du bist im Supermarkt und stehst vor der Tiefkühlpizza – welche solltest du kaufen? Vertraue deiner Intuition und triff nach kurzer Überlegung eine klare Entscheidung, vermeide es, zu lange zu überlegen.
- Du willst mit deinem Schatz ins Kino – welcher Film soll es sein? Wiederum gilt: Triff nach kurzer Überlegung eine klare Entscheidung. Verlass dich auch auf dein Gefühl.
- Der Kellner im Restaurant fragt dich, welches Dressing du zum Salat haben möchtest. Lass dir die Alternativen erläutern und triff nach kurzer Überlegung eine Entscheidung.

Es gibt täglich Hunderte von Möglichkeiten, bei denen du das Entscheiden trainieren kannst. Nutze jede erdenkliche Möglichkeit und du wirst bereits nach kurzer Zeit feststellen, wie sich deine Entscheidungsfreudigkeit verbessert und sich gleichzeitig ein Glücksgefühl entwickelt.

Als meine Tochter zwölf Jahre alt war, hatte sie eine Phase, in der sie sich nie für etwas entscheiden wollte. Egal, in welcher Situation ich sie zu einer Entscheidung befragte, es kam entweder die Antwort: »Ich weiß nicht …« oder: »Was meinst du denn, oder sollen wir mal die Mama fragen?« Es gab nahezu keine Situation, in der sie klar äußerte, was sie wollte. Bei ihr war es nicht der Drang nach Perfektionismus, der sie dazu trieb, sich nicht zu entscheiden. Der Grund war vielmehr der Wunsch, niemanden zu verletzen oder jemanden zu bevorzugen. Sie ist sehr sozial eingestellt, und der Drang, es allen recht machen zu wollen, sorgte dafür, dass sie in kaum einer Situation ihre Entscheidung äußern konnte. Das ging so weit, dass sie im Restaurant die Frage, was sie denn gern trinken möchte, mit »Mir egal« beantwortete. Als mir der tiefere Grund für ihr Verhalten immer bewusster wurde, erläuterte ich ihr zuerst, dass sie mit einer Entscheidung niemanden verletzen oder bevorzugen würde. Dass sie sehr klar zu ihrer eigenen Meinung stehen könne. Dann begannen wir damit, Entscheidungen zu trainieren. Jedes Mal, wenn sie sich nicht äußern wollte, drängte ich auf eine Entscheidung. Ich bat sie, das Für und Wider der vorhandenen Möglichkeiten abzuwägen und sich dann für eine Sache zu entscheiden. Als wir dann wieder einmal im Restaurant saßen und ich sie fragte, was sie gern trinken möchte, antwortete sie erneut mit »Mir egal«. Als der Kellner kurze Zeit später vor uns stand, nahm ich ihr die Entscheidung ab und bestellte schnell einen Ananassaft. Und zwar in dem Wissen, dass dies das Getränk ist, das ihr am wenigsten schmeckt. Als dann die Getränke kamen und sie den ersten Schluck probiert hatte, waren ihre Gedanken ihrem Gesicht abzulesen. Ich wies sie dann deutlich darauf hin, dass genau dies passiert, wenn man keine klare Entscheidung trifft. Die Chance, dass man das bekommt, was man am wenigsten haben will, ist sehr groß. Seither gibt es im Restaurant kein »Mir egal« mehr. Meine Tochter trifft ihre Entscheidungen klar und eindeutig. Dies hat dazu geführt, dass ihr Selbstvertrauen und ihr Selbstwertgefühl deutlich gewachsen sind.

Und ich glaube, dass sie seitdem auch zufriedener ist.

»Im Felde gibt's genug zu tun,
Wo der Befreite schweift;
Er schaut, studiert und kann nicht ruh'n,
Bis es im Kopfe reift.

**Auf einmal hat's der Biedre los,
Wie er das Beste kann:
Nicht ruhen soll der Erdenkloß,
Am wenigsten der Mann!«**
Johann Wolfgang von Goethe (1749–1832)

Hör auf dein Bauchgefühl

Entscheidungsstärke hat nicht immer damit zu tun, die Dinge aus allen möglichen Perspektiven zu betrachten. Im Gegenteil: Zu viel Nachdenken kann schaden. Darauf verweist der bekannte Spruch »Paralyse durch Analyse« – vor lauter Nachdenken werden die Entscheidung und die konsequente Aktion verzögert, doch wer nichts tut, wird auch nichts erreichen. Das haben die Wissenschaftler Timothy D. Wilson und Jonathan W. Schooler belegt – Rainer Zitelmann beschreibt dies in seiner »Psychologie der Superreichen« (Zitelmann 2018). Demnach fällt derjenige, der viel nachdenkt, nicht unbedingt bessere Entscheidungen. Wilson und Scholler haben zwei Gruppen miteinander verglichen. Die eine Gruppe hatte die Aufgabe, ihre Entscheidungen spontan und intuitiv zu treffen. Die zweite Gruppe sollte die Gründe für die Entscheidungen ausführlich darlegen und reflektieren. Ergebnis: Die Gruppe, die schnell und aus dem Bauch entschieden hatte, traf die besseren Entscheidungen. Dass Entscheidungen, bei denen wir unserer Intuition folgen, die besseren sind, ist eine interessante Erkenntnis. Aber Achtung: Man darf das nicht verallgemeinern. Ich möchte niemanden dazu verleiten, alle Entscheidungen im Leben unüberlegt und immer nur aus dem Bauch heraus zu treffen. Mir geht es darum, dafür zu sensibilisieren, dass es nicht immer zielführend sein muss, erst einmal unendlich viele Informationen zur Entscheidung anzuhäufen.

! Es reicht häufig aus, sorgfältig abzuwägen, alle Informationen einzubeziehen – und dann auch das Bauchgefühl zu berücksichtigen. Und manchmal ist es richtig, allein der Intuition zu folgen.

In vielen Fällen ist es daher ratsam, genau auf unser Gefühl und auf den ersten Gedanken zu hören, weil diese aus dem Wissen, das wir im Unterbewusstsein aufgenommen haben, produziert werden. Sich mehr auf sein Gefühl zu verlassen, bedeutet im Grunde nichts anderes, als sich mehr auf sein Unterbewusstsein zu verlassen, weil sich dieses eben in Form von Gefühlen mitteilt.

Darum: Traue und vertraue dem, was dein Unterbewusstsein dir eingibt. Wenn du ein festes Ziel hast, wenn du festgelegt hast, wo du hinmöchtest, dann wird dein Unterbewusstsein deine Entscheidungen unterstützen und dich in die richtige Richtung führen. Vertraue auf das, was sich im Laufe deines Lebens an Erfahrungen und Wissen in dir und in deinem Unterbewusstsein angesammelt hat. Mit dem Unterbewusstsein nimmst du viel mehr auf, als du bewusst wahrnimmst. Du weißt also viel mehr, als du glaubst zu wissen. Das Unterbewusstsein äußert sich oft nicht ganz klar und eindeutig, es ist erforderlich, Anzeichen genauer zu erkennen. Manchmal entsteht einfach ein Gefühl, das uns sagt: »Hey, das wäre jetzt der richtige Weg.« Wir wissen dann rational gar nicht, woher dieses Gefühl gerade kommt, es ist einfach da und wir spüren, das wäre die richtige Entscheidung. Auch der erste Gedanke, der uns beim Treffen einer Entscheidung kommt, ist oft der richtige. Dieser erste Gedanke kommt dann ebenfalls gesteuert aus unserem Unterbewusstsein, wir können ihn dann meist nicht wirklich rational begründen.

Der Sinn des Lebens – die philosophische Grundaufgabe der Menschen

Kerstin Kullmann beschreibt in ihrem bereits erwähnten Artikel, dass für das persönliche Glück drei Dinge wichtig sind: Erstens, die materiellen Rahmenbedingungen müssen stimmen. Um Glück empfinden zu können, sind – zweitens – stimmige soziale Beziehungen Voraussetzung. Und drittens: Es hilft, »einen höheren Sinn im Leben« sehen zu können (Kullmann 2020, S. 114).

Für dich den Sinn des Lebens zu finden ist sicher mitentscheidend für die Antwort auf die Frage, wie es dir gelingt, zufrieden und glücklich zu sein. Nur: Wie finden wir den Sinn des Lebens? Eine große Frage. Ich befasse mich seit über 30 Jahren mit dem Thema der Persönlichkeitsentwicklung. In nahezu jeder Fortbildung und jedem Seminar, das ich zu dem Thema besucht habe, wurde mir eingebläut, ich müsse den Sinn des Lebens finden. »Erst wenn du den wirklichen Sinn gefunden hast, kannst du erfolgreich werden«, so die Trainer. Ja, ich mache das, was mir Spaß macht, ich lebe mit Begeisterung, ich führe aus meiner Sicht ein zufriedenes, stressfreies und erfolgreiches Leben. Das, was ich mir vorgenommen habe, habe ich mittlerweile erreicht. Ich übe die berufliche Tätigkeit aus, die ich mir ausgesucht habe. Es macht mir Freude. Kann ich behaupten, ich hätte den Sinn meines Lebens gefunden?

Ich gebe zu – und den ein oder anderen wird es überraschen –, ich mache meinen Beruf auch, weil ich damit Geld verdiene. Ja, es ist wahr, ich arbeite, um damit Geld zu verdienen. Auch. Denn dieses Geld benötige ich, um den von mir erwünschten Lebensstandard halten zu können, und meine Ansprüche sind hoch. Aber natürlich habe ich mir einen Beruf ausgesucht, der mir Freude macht, der »aus meinem Inneren entspringt« und mir entspricht, immerhin verbringe ich den größten Teil meines Lebens damit. Zuweilen werde ich gefragt, was ich tun würde, wenn mir alles Geld der Erde zur Verfügung stünde. Meine Antwort: Im Grunde das Gleiche wie jetzt auch, nur würde ich mehr Zeit auf meiner Finca verbringen, ich würde noch mehr reisen, mehr Motorradtouren unternehmen. Meine Aktivitäten würden sich verlagern. Ich würde weiterhin Vorträge halten, würde weiterhin schreiben, denn das sind Dinge, die mich von einem erfüllten und eben nicht verpassten Leben sprechen lassen.

Ich bin kein Mensch, der nur herumsitzen kann. Ich brauche Aktivität. Auch jetzt sitze ich an einem Samstagnachmittag in der Sonne und schreibe, weil es für mich keine Arbeit ist, es macht mir Spaß – aber ist das der Sinn meines Lebens? Ich weiß es ehrlich gesagt nicht. An dieser Frage haben sich Generationen von großen Philosophen abgearbeitet – und die wenigsten haben eine Antwort gefunden. Ob diese dann auch für sich (er)leben konnten, ob sie ihrem Lebenssinn gemäß gelebt haben – wer weiß das schon. Wie andere Menschen auch habe ich unzählige Stunden darüber nachgedacht, analysiert, Gespräche geführt; ich kann jedoch immer noch nicht von mir behaupten, dass ich den Sinn meines Lebens gefunden habe. Allerdings: Ist es wirklich so wichtig, den Sinn des eigenen Lebens gefunden zu haben? Können wir nicht erfolgreich und glücklich sein, ohne ihn gefunden zu haben?

Vielleicht suchen wir, getrieben von einem Perfektionsdrang und Perfektionszwang, viel zu heftig nach dem Sinn des Lebens – und vergessen dabei die Sinnhaftigkeit.

Ich glaube, viel wichtiger, als ständig nach dem Sinn des Lebens zu suchen, ist es, unserem Leben eine wirkliche Sinnhaftigkeit zu geben. Wir sollten mehr Zeit damit verbringen, unser Leben so zu führen, wie wir es wollen, sodass wir uns wohlfühlen und selbstbestimmt leben können. Wir Menschen brauchen das Gefühl, gebraucht zu werden, brauchen ein soziales Umfeld, brauchen das Gefühl, uns verwirklichen und entfalten zu können. Wir haben alle unsere individuellen Stärken und Schwächen. Wenn wir anfangen, auf der Basis unserer Stärken unser Leben selbst in die Hand zu nehmen und uns nicht von anderen steuern zu lassen, befinden wir uns auf einem guten Weg.

Wenn wir echte Freude bei dem entwickeln, was wir tun, und wenn wir die Sinnhaftigkeit in unserem Tun erkennen, ohne uns von einem übertriebenen Perfektionsdrang und Perfektionszwang fesseln, knebeln und manipulieren zu lassen, und wenn wir uns überdies die Freiheit lassen, auch einmal Fehler machen zu dürfen, wenn wir in unserem So-Sein und im zeitlosen Flow des Seins und Handelns sind, dann sind wir nahe dran an dem, was die meisten von uns Glück nennen.

Viel zu oft treffen wir Entscheidungen aus dem Gedanken oder auch nur der Vermutung heraus, was man von uns (wohl) erwartet, anstatt auf uns selbst, auf unser Herz zu hören.

Vor Kurzem besuchte ich einen guten Freund zu Hause, er hatte sich gerade ein neues Auto zugelegt, einen kleinen SUV. Ein recht ansehnliches Auto, es passt recht gut zu ihm. Ich gratulierte ihm zu seinem neuen, schönen Fahrzeug. Etwas zögerlich antwortete er mir, dass es tatsächlich ein schönes Auto sei, er jedoch viel lieber einen Van gehabt hätte. Ein Fahrzeug, in dem er auch mal übernachten könnte. Er träume davon, einfach dort, wo es ihm gefällt, anzuhalten und zu campen. Ich fragte ihn, warum er sich denn dieses Fahrzeug nicht geholt habe. Seine Antwort erschreckte mich dann doch ein wenig. Er meinte: »Wegen meiner Mutter!« Wie das? Diese sei der Meinung, in einen Van könne sie nur schlecht einsteigen. Ein solches Fahrzeug wäre viel zu hoch und überhaupt, was er denn mit so einem großen Auto wolle, damit könne er ja nirgendwo parken. Er ließ sich im gestandenen Alter von 50 Jahren so stark von seiner Mutter beeinflussen, dass er sich seinen Traum nicht erfüllen konnte, sondern ein Auto kaufte, was er gar nicht von Herzen haben wollte. Nicht, weil er es sich nicht hätte leisten können, nein, weil er sich hat überreden lassen, weil er sich hat fremdbestimmen lassen, weil er nicht in der Lage ist, sein Leben zu leben. Er lebt das Leben nicht nach seinem Sinn, er bemüht sich, es allen recht zu machen, und vergisst dabei sich selbst, seine eigenen Bedürfnisse und Freuden, das, was ihm gefällt und seinen Überzeugungen entspricht. Das nenne ich ein Beispiel für ein verpasstes Leben.

Nimm dir Zeit zum Nachdenken

Bitte beschäftige dich mit den folgenden Fragen:

- Was könnte die Sinnhaftigkeit in deinem Leben sein?
- Worin gehst du auf, was macht dir wirklich Freude?
- Welche Möglichkeiten hast du, dein Leben so zu verändern, dass du mehr Dinge tust, die dir wirklich Freude bereiten?
- In welchen Lebenslagen könntest du der Gesellschaft etwas zurückgeben, etwas für andere tun?
- Welchen Sinn ergibt das, was du tagtäglich tust, inwiefern beförderst du damit deine Zufriedenheit und dein Glücksgefühl?
- Was könntest du in deinem Leben verändern, um deinem Leben noch mehr Sinnhaftigkeit zu verleihen?

Es ist durchaus sinnvoll, wenn wir unser Leben so führen, dass es sinnhaft ist, dass wir etwas tun, was nicht nur uns, sondern auch die Gesellschaft weiterbringt. Dass wir das tun, was für uns gut ist, was uns Freude bereitet, was aber auch anderen Menschen guttut. Wenn wir Lust auf ein Fahrzeug haben, dann sollten wir uns dies auch zulegen. Wenn wir Lust auf einen Beruf haben, dann sollten wir diesen auch ausüben. Sein Leben sinnvoll zu gestalten, für andere Menschen da zu sein, hilfsbereit zu sein, anderen Menschen zu helfen, sich selbst zu fördern und weiterzuentwickeln, sind ebenfalls wichtige Faktoren, die unsere Sinnhaftigkeit beflügeln können. Wir sollten dabei nicht nur uns selbst im Fokus haben, sondern auch unsere Mitmenschen. Nicht nur ichbezogen durchs Leben gehen, sondern, natürlich ohne sich selbst zu verlieren und zu verpassen, auch andere im Blickfeld haben – das sind Kriterien, die zur Sinnhaftigkeit des eigenen Lebens beitragen können.

Ich bin davon überzeugt, dass es nicht tragisch ist, wenn wir den Sinn unseres Lebens nicht gefunden haben und vielleicht auch nie finden werden. Viel wichtiger ist es, dass wir die Sinnhaftigkeit unseres Lebens finden und dass wir unser Leben danach ausrichten.

Starke Impulse und Denkanstöße aus Kapitel 7

- Die Kunst des Lebens besteht darin, den Unterschied zu erkennen, wann wir etwas so hinnehmen sollten, wie es ist, und wann es Sinn ergibt, nach mehr Perfektion zu streben.
- Lass dich durch den Perfektionsgedanken nicht von der Umsetzung deiner Vorhaben abhalten.
- Lerne und trainiere es, Entscheidungen zu treffen. Denn entscheidungsstarke Menschen sind oft selbstbewusster und auch zufriedener und glücklicher als entscheidungsschwache Menschen.
- Suche nicht dein Leben lang nach dem Sinn deines Lebens. Erkenne lieber die Sinnhaftigkeit. Was gibt deinem Leben eine Sinnhaftigkeit?

Ein unperfektes Schlusswort

Nach Ansicht von Alfred Adler, dem Begründer der Individualpsychologie, sind das Streben nach Überlegenheit und das Gefühl von Minderwertigkeit (nicht zu verwechseln mit dem Minderwertigkeitskomplex) erst einmal keine krankhaften Zustände, sondern auch Zeichen für das gesunde Streben nach Wachstum und in uns allen verankert. Sowohl das Streben nach Überlegenheit als auch das Minderwertigkeitsgefühl können demnach Sprungbretter für Entwicklung sein. Laut Adler sind wir nie zufrieden mit der gegenwärtigen Situation, sondern streben immer nach Entwicklung. »Menschsein heißt, sich minderwertig fühlen«, heißt es in seinem Spätwerk »Der Sinn des Lebens« (von 1933). Je stärker unser Minderwertigkeitsgefühl, umso mehr werden wir – so Adlers Auffassung – versuchen, es zu kompensieren, was dann zu einem übertriebenen Perfektionsverhalten führen kann. Das Streben nach Vollkommenheit resultiert laut Adler aus der Einsicht der Menschen in die eigene Unvollkommenheit. Ich schließe daraus, dass wir Menschen bereits von Natur aus für das Streben nach Perfektion ausgelegt sind. Entscheidend ist, dieses Streben sinnvoll und wohldosiert für die eigene Weiterentwicklung und das eigene Wachstum zu nutzen.

Das Leben gibt uns so viel. Es liegt allein an uns, was wir daraus machen und aus welchem Blickwinkel wir es betrachten. Wenn es mir gelungen ist, deinen Blickwinkel auf das Thema »Perfektion« zu erweitern, es anders und aus mehreren Perspektiven wahrzunehmen und dich zu motivieren, über deine Haltung zur Perfektion nachzudenken, dann habe ich ein mir wichtiges Ziel erreicht. Vielleicht ist es mir gelungen, die einzelnen Facetten, die Vorteile und die Nachteile der Perfektion sichtbarer zu machen. Vielleicht habe ich dazu beigetragen, dass du mit etwas offeneren Augen durchs Leben gehst, dir dein eigenes Handeln in Bezug auf die Perfektion sichtbarer und verständlicher geworden ist und du nun öfter »du selbst« sein kannst.

In diesem Zusammenhang kommt mir mein Lieblingssatz aus Alfred Adlers Buch in den Sinn:

»Wir brauchen ein Leben, in dem wir uns verwirklichen können, in dem wir unsere Träume und Wünsche ausleben können, in dem wir ›wir selbst‹ sein dürfen.« (Alfred Adler, »Der Sinn des Lebens«)

Warum ist gerade dieser Satz für mich so wichtig? Das will ich dir gern verraten. Viel zu oft führen wir kein wahrhaftig selbstbestimmtes Leben. Also kein Leben, in dem wir wirklich das tun und umsetzen, was wir aus vollem Herzen wollen, sondern in dem wir das tun, von dem wir glauben, dass andere es von uns erwarten oder es uns in einem besseren Licht erscheinen lässt. Wir lassen uns von den Medien, von unserem Umfeld, von unseren Partnern, von unserem Chef, von allen möglichen Menschen, die uns umgeben, manipulieren und merken es oft überhaupt nicht. Nach Alfred Adler wird jede unserer Handlungen von Zielen angetrieben. Ganz gleich, was wir sagen oder tun, wir verfolgen ein bestimmtes Ziel. Auch der übermäßige Drang nach Perfektion resultiert aus einer Zielsetzung. Es kann das Ziel sein, geliebt und gesehen zu werden, es kann das Ziel sein, uns selbst etwas beweisen zu wollen, es kann das Ziel sein, von allen gemocht zu werden, es kann das Ziel sein, Anerkennung zu finden.

Was ist dein persönlicher Antrieb, dein persönliches Ziel? Warum strebst du vielleicht zu sehr nach Perfektion? Prüfe bitte, ob du wirklich das Leben führst, das du dir immer erträumt hast, oder ob dich der Perfektionsgedanke in Wahrheit ein fremdbestimmtes Leben führen lässt. Wirklich glücklich leben wir dann, wenn wir uns selbst verwirklichen können, wenn wir unsere Träume und Wünsche umsetzen und wir »wir selbst« sein dürfen – da ist er, mein Lieblingssatz. Gestehe dir also zu, so sein zu dürfen, wie du bist. Achte nicht darauf, was andere über dich sagen und wie die Meinung anderer über dich lautet. Entscheidend ist, dass du dich selbst annimmst und akzeptierst. Gelingt dir dies, wirst du in deinen Handlungen freier, ohne dabei die Gemeinschaft aus dem Auge zu verlieren.

Wer sich selbst akzeptiert und mit Respekt begegnet, kann auch seinen Mitmenschen mit Akzeptanz, Respekt und Toleranz begegnen.

Laut Adler ist das Gefühl eines Menschen, für die Gesellschaft von Nutzen zu sein, das einzige, das ihm ein echtes Bewusstsein des eigenen Wertes vermitteln kann. Dem stimme ich zu. Es geht mir nicht darum, dass wir alle, dass du zu einem selbstverliebten Egomanen mutieren sollst. Wir brauchen das subjektive Gefühl, für andere von Nutzen zu sein, um selbst ein Glücksgefühl empfinden zu können. Unseren Wert für die Gemeinschaft zu erhalten ist somit neben unserer eigenen Sichtbarkeit von großer Wichtigkeit.

Was ich dir zum Abschluss gern mit auf den Weg geben möchte: Lass fünfe auch mal gerade sein. Hab den Mut zur Lücke! Scheiß auf perfekt! Denn der Mut zur Lücke fördert unser dauerhaftes Glücksgefühl. Verstrick dich nicht zu sehr in deine Vorstellung von Perfektion – und schon gar nicht in die Erwartungen oder vermuteten Erwartungen von Dritten an dich und deine perfekte Leistung, die du vermeintlich zu erbringen hast. Lass dich vom eigenen Perfektionsgedanken nicht fesseln und blockieren. Dort, wo Perfektion angemessen und wichtig ist, setze sie ein, aber eben nur da. Finde heraus, wo dich Perfektion fördert und wo sie dich eher hindert. Das Leben ist zu kurz, um sich in Details zu verstricken. Perfektion liegt im Auge des Betrachters, sei dir gewiss, dass wir wirkliche Perfektion nie erreichen und auch nicht erreichen müssen. Denn das Wesentliche ist, dass du dich als Mensch und der, der du bist, akzeptierst und dein Leben lebenswert gestaltest. Das Leben genießen, Freude erleben, menschlich sein und wirkliche Zufriedenheit erfahren – darauf kommt es an.

Ich wünsche dir ein unperfektes und wirklich glückliches Leben.
Dein Stefan

Auswertung des Tests

0 bis 10 Punkte: »Der faule Perfektionist – die faule Perfektionistin«

Perfektion ist für dich kein Thema – Perfektionismus kollidiert zu stark mit anderen Dingen, die dir wichtig sind, und du kannst dich dazu wenig aufraffen. Im Ergebnis gibst du dich sehr schnell mit deiner Leistung zufrieden – oder dem, wie »dein Leben so läuft« oder »die Dinge halt sind«. Du erwartest weder von dir noch von deinem Umfeld, dass Dinge ordentlich und richtig gemacht werden müssten. Du nimmst es so, wie es ist. Du lebst lieber in den Tag hinein, als dir Gedanken darüber zu machen, ob du etwas richtig oder falsch machst. Du bist mit dir und deinen Leistungen zufrieden, dich interessiert es nicht, was andere über dich denken. Dabei bist du relativ autark, denn du entscheidest für dich allein, was du für eine gute oder akzeptable Leistung hältst, und bist mit dieser am Ende auch zufrieden. Den Mut zur Lücke erwartest du von dir und auch von anderen Menschen. Du weißt, dass Fehler zum Leben und zu Aufgaben dazugehören und sich nicht vermeiden lassen. Du freust dich über Erreichtes, auch wenn es sicher noch besser sein könnte. Ein wenig mehr Streben nach Perfektion würde dich dabei unterstützen, mehr aus dir und deinen Möglichkeiten zu machen. Du könntest dein Leistungspotenzial deutlich steigern, wenn du etwas mehr nach Perfektion streben würdest. Der Gedanke daran, etwas möglichst gut und möglichst perfekt machen zu wollen, löst ja auch Schaffensfreude und Selbstwirksamkeit aus – und könnte bei dir also ein Antreiber werden, um Dinge besser umzusetzen. In diesem Buch erfährst du, wie du Perfektionismus nutzen kannst, um mehr aus deinen Möglichkeiten herauszuholen.

11 bis 20 Punkte: »Der verhaltene Perfektionist – die verhaltene Perfektionistin«

Du pflegst einen eher verhaltenen Perfektionismus, wodurch deine Leistungen oft nicht besonders perfekt erscheinen. Auf der einen Seite würdest du gern Dinge richtig machen, auf der anderen Seite lässt du aber auch gern mal fünfe gerade sein. Dein Anspruch, alles richtig und ordentlich zu machen, ist eher gering. Du machst, was du kannst und wie du es kannst – und das reicht dir in aller Regel absolut aus. Du machst dir keinen Stress und lebst eher nach dem Motto: »Man muss es ja nicht übertreiben.« Die Extra-Meile für eine besonders gute Leistung gehst du nicht – aber dadurch nimmst du dir auch manchmal das Glück der Selbstwirksamkeit, das darin liegt, zu erkennen, was du alles kannst, wenn du dir nur mehr Mühe gibst, wenn du etwas lernst oder dich mehr anstrengst, um ein super Ergebnis zu erreichen. Diese Selbstwirksamkeit macht stolz.

Es gibt dann aber schon Momente, da zweifelst du, ob du etwas gut genug gemacht hast, am Ende bist du mit der Leistung dann doch zufrieden. Man kann dir nicht vorwerfen, dass du nicht schnell genug mit etwas fertig wirst, denn dein Anspruch ist nicht wirklich übermäßig hoch. Es spielt für dich keine sonderliche Rolle, was andere von deiner Leistung denken. Du erwartest auch von anderen keine perfekte Arbeit, Hauptsache, es wird gemacht. Es gibt jedoch immer wieder Momente des Erkennens, dass du mit mehr Mühe eine bessere Leistung erhalten würdest – vielleicht sagt dir das auch dein Umfeld. Es entstehen kleine Zweifel bei dir, ob das Erbrachte denn wirklich gut genug ist. Für dich ist dieses Buch genau das richtige, denn du erfährst, warum ein gewisser Grad an Perfektionismus die Leistungsmöglichkeit und das Glücksgefühl steigert. Die Kunst liegt darin, die richtige Balance zu finden – und genau dabei wird dir dieses Buch helfen.

21 bis 40 Punkte:
»Der gesunde Perfektionist – die gesunde Perfektionistin«

Du bist im Mittelfeld gelandet, was die Ausprägung deines perfektionistischen Strebens betrifft. Und damit Veranlagungen, die dich in verschiedensten Situationen an deiner Leistungsstärke hindern. Etwas richtig zu machen treibt dich an, es muss nicht immer perfekt, aber es sollte ordentlich sein. Du hast ein gesundes Streben nach Perfektion. Nicht übertrieben und nicht krankhaft, mit einem gesunden Selbstvertrauen gehst du die Dinge an. Dir ist bewusst, dass man Fehler macht, du ärgerst dich zwar, wenn mal etwas nicht so funktioniert, wie du es erwartet hast, du weißt aber auch, dass nicht alles funktionieren kann. Der Mut zur Lücke ist fest in dir verankert, es muss nicht alles immer und in jeder Lebenslage perfekt sein. Du hast die Balance zwischen der Einstellung, auch mal fünfe gerade sein zu lassen, und der Haltung, etwas ordentlich zu machen, gefunden. So wie du Fehler bei dir akzeptieren kannst, erlaubst du sie auch anderen. Du erwartest, dass jeder sein Bestes gibt, und kannst auch sauer werden, wenn du das Gefühl hast, wenn jemand schlampt. Wichtiger als die Perfektion in der Umsetzung ist dir der Einsatzwille und die Energie, die jemand bei der Umsetzung seiner Aufgabe einsetzt. Für dich ist die Perfektion kein Hindernis, sondern durchaus ein Antreiber, um Aufgaben ordentlich zu erfüllen und etwas bestmöglich zu tun.

Bevor du nun das Buch auf die Seite legst, weil du glaubst, dass du optimal mit Perfektion umgehst, bitte ich dich darum, es trotzdem zu lesen. Auch du wirst aus diesem Buch Nutzen ziehen und Perfektion mit anderen Augen betrachten. Du wirst auch für dich Ideen und Impulse erhalten, die dich in deinem Streben, glücklich zu sein und effektiv zu agieren, noch einmal einen Schritt weiterbringen.

41 bis 50 Punkte: »Der extreme Perfektionist – die extreme Perfektionistin«

Du bist ein wirklicher Perfektionist, einer, dessen Veranlagung bereits Anzeichen eines eher neurotischen Perfektionismus zeigt. Bei dir steht es auf der Kippe, es fehlt nicht viel zu einem neurotischen Perfektionisten. Der innere Drang, alles richtig machen zu wollen, lässt dich oft nicht zur Ruhe kommen. Auch wenn etwas scheinbar fertig geworden ist – »fertig« ist für dich nichts, du hast immer den Eindruck, dass es für dich und andere noch nicht gut genug ist. Du willst es noch besser und perfekter machen. Du kannst das Fertigstellen nicht richtig genießen, weil dich der Eindruck treibt, dass du es noch besser hättest machen können. Du verstrickst dich gerne ins Detail und brauchst oft recht lange, bis etwas fertig ist. Einfach nur etwas zu machen, ist für dich keine Option. Du machst es lieber gar nicht, bevor du es nicht richtig machst. Dir fällt es schwer, zu delegieren, weil du den Eindruck hast, dass es sowieso niemand richtig machen wird. Du hängst in der Perfektionsfalle fest und verhinderst dadurch Glücksgefühle. Wenn du dich darauf einlässt, dann wird dieses Buch dir dabei helfen, dich und deinen Perfektionismus mit anderen Augen zu betrachten. Du wirst erfahren, an welchen Stellen dich dein extremes Streben nach Perfektion von deinem Glück und deinen Möglichkeiten abhält. Du stehst dir mit deinem übermäßigen Drang nach Perfektion oft selbst im Weg und schöpfst dadurch die Breite deiner Möglichkeiten und die Optionen des Lebens nicht vollständig aus. Das Leben besteht nicht nur daraus, alles richtig zu machen, es besteht auch aus Genuss und Freude an dem, was man bereits erreicht hat.

51 bis 60 Punkte: »Der neurotische Perfektionist – die neurotische Perfektionistin«

Du verfügst über alle Eigenschaften eines »neurotischen Perfektionisten« (wie wir es hier unwissenschaftlich, aber plakativ nennen wollen). Mit deinen hohen Ansprüchen an dich und andere gehörst du auf jeden Fall zu der Kategorie der extremen Perfektionisten. Der Gedanke, alles perfekt und richtig machen zu wollen, bestimmt dein Leben. Mut zur Lücke, zum Loslassen eines Projekts, bevor »180 Prozent« erreicht sind, gibt es bei dir nicht; wenn etwas nicht wirklich perfekt ist, dann gibst du dich nicht zufrieden. Mit großer Wahrscheinlichkeit kennst du das Gefühl, dass du scheinbar nur etwas wert bist, wenn du eine perfekte Leistung ablieferst. Selbst wenn du etwas wirklich gut machst, entsteht keine wirkliche Freude über das Erreichte, weil du das Gefühl hast, dass du es noch besser hättest machen müssen. Das, was du von dir erwartest, erwartest du auch von anderen. Andere Menschen machen es dir nie recht, lieber machst du die Dinge selbst, denn nur dann hast du den Eindruck, dass sie ordentlich erledigt werden können. Dein sehr stark ausgeprägter Perfektionismus verhindert in vielen Lebensbereichen dein Glücklichsein. Dein Drang, alles perfekt machen zu müssen, hindert dich daran, Erreichtes wahrzunehmen und anzuerkennen. Du spürst dich wenig im So-Sein und im gegenwärtigen Hier und Jetzt, sondern mehr in der Pflichterfüllung, im Zuspruch anderer und in der Vorstellung, wie es in der Zukunft um dich bestellt sein könnte. Darum kannst du nie mit dir und dem Erreichten zufrieden sein.

Vielleicht ist es an der Zeit, dich selbst von außen zu betrachten und zu prüfen, in welchen Bereichen dich dein Streben nach Perfektion eher hindert, als dass es dir hilft. Dieses Buch unterstützt dich dabei, deine extremen Ausprägungen des Perfektionismus zu bewerten; es ist der Spiegel, der dir hilft, dich besser zu erkennen. Dein Streben nach Perfektion ist nicht immer und in allen Lagen schlecht, nur könnte dich der Mut zur Lücke glücklicher, zufriedener und vielleicht sogar erfolgreicher machen. Nutz die Übungen in diesem Buch, um deinem inneren Glück einen großen Schritt näher zu kommen.

Literatur und Quellen

Adler, Alfred: *Der Sinn des Lebens*. Boer Verlag, Grafrath 2019 (folgt der Originalausgabe von 1933)

Agassi, Andre: *Open: Das Selbstporträt*. Knaur TB, München, 5. Auflage 2011

Agassi, Andre: *»Ich hatte eine deformierte Kindheit«*. Interview in der Süddeutschen Zeitung am 17.05.2010. https://www.sueddeutsche.de/leben/interview-andre-agassi-ich-hatte-eine-deformierte-kindheit-1.52185, aufgerufen am 10.08.2020

Altstötter-Gleich, Christine; Geisler, Fay C. M.: *Perfektionismus. Mit hohen Ansprüchen selbstbestimmt leben*. BALACE Buch + Medien Verlag, Köln 2017

Basel, Nicole: *Perfektionisten führen: Wie geht man mit Perfektionisten im Team um?* www.impulse.de/management/personalfuehrung/perfektionisten-fuehren/2901577.html?utm_source=unternehmernews&utm_medium=email&utm_campaign=unternehmernews&utm_content=https%3A%2F%2Fwww.impulse.de%2Fmanagement%2Fpersonalfuehrung%2Fperfektionisten-fuehren%2F2901577.html, aufgerufen am 10.08.2020

Bittelmeyer, Andrea: *Perfektionsdrang in Unternehmen. Lass es gut sein!* In: managerSeminare Heft 263, Februar 2020, S. 70–76

Bonelli, Raphael M.: *Perfektionismus. Wenn das Soll zum Muss wird*. Pattloch Verlag, München 2014

Brammen, Cornelia: *Perfektionismus: Perfektionisten leben gefährlich*. www.fitforfun.de/gesundheit/perfektionismus-perfektionisten-leben-gefaehrlich-160445.html, aufgerufen am 10.08.2020

Bürgel, Ilona: *Warum immer mehr nicht immer richtig ist – Neue Wege zu Erfolg und Wohlbefinden*. Kösel Verlag, München 2017

Colvin, Geoff: *Talent wird überschätzt: Welche Erfolgsfaktoren wirklich zählen*. Ariston Verlag, München 2009

Dederichs, Stefan: *Glücklich dank Partner*. Business Village, Göttingen 2020

Dederichs, Stefan: *Glücklich verkauft*. Business Village, Göttingen 2020

Dederichs, Stefan: *Glücklich ab 50*. Business Village, Göttingen 2020

Dederichs, Stefan: *Glücksmacher. Zum Glück gibt's ... Wege*. Business-Village, Göttingen 2017

Dederichs, Stefan: *Servicewüste Deutschland – Begeisternd verkaufen!* R. G. Fischer Verlag, Frankfurt am Main 2011

DEGS-Studie: *Studie des Robert Koch-Instituts (RKI) zur Gesundheit Erwachsener in Deutschland*. www.degs-studie.de/deutsch/studie.html, aufgerufen am 10.08.2020

dpa: *Selbstheilung steckt in jedem: So helfen Sie Ihrem Körper, sich selbst zu heilen*. Artikel vom 01.09.2019 auf: www.t-online.de/gesundheit/gesund-leben/id_80872446/selbstheilung-so-kuriert-sich-ihr-koerper-selbst.html, aufgerufen am 10.08.2020

Drucker, Peter F.: *Zitate*. https://fuehrungskompendium.fandom.com/de/wiki/Peter_F._Drucker_Zitate, aufgerufen am 10.08.2020

Egli, Rene: *Das LOL²A-Prinzip. Die Vollkommenheit der Welt*. Editions d'Olt, Wettingen, 44. Auflage 2017

Ericsson, K. Anders: Siehe dazu: *Forschung: Nicht Talent macht erfolgreich, sondern ...* https://mymonk.de/kein-talent/, aufgerufen am 10.08.2020

Flurry, Gerald: *Steve Jobs und seine brennende Leidenschaft, perfekt zu sein*. www.dieposaune.de/articles/posts/steve-jobs-und-seine-brennende-leidenschaft-perfekt-zu-sein, Artikel vom 11.08.2017, aufgerufen am 10.08.2020

Fourier, Stefan: *schlau statt perfekt. Wie Sie der Perfektionismusfalle entgehen und mit weniger Aufwand mehr erreichen*. BusinessVillage, Göttingen 2016

Goal: *Patrice Evra verrät: »Cristiano Ronaldo kann nicht mal beim Tischtennis verlieren«*. https://www.goal.com/de/meldungen/patrice-evra-verraet-cristiano-ronaldo-kann-nicht-einmal/tyrxw74baxv811rgtnj0t-gr7s, aufgerufen am 10.08.2020

Grün, Pater Anselm: *»Wer andere führen will, muss sich selber führen«*. Interview mit der Deutschen Handwerkszeitung am 19. Februar 2010. www.deutsche-handwerks-zeitung.de/wer-andere-fuehren-will-musssich-selber-fuehren/150/3091/74987, aufgerufen am 10.08.2020

Hamachek, Don E.: *Psychodynamics of normal and neurotic perfectionism*. In: Psychology: A Journal of Human Behavior. 1978 Feb Vol 15(1), S. 27–33

Kahn, Oliver: *Ich. Erfolg kommt von innen*. Riva, München 2008

Krüger, Vivienne: *Gelassenheit. Wie Sie Ihre innere Ruhe finden und Zufriedenheit erlangen. Perfektionismus überwinden im Handumdrehen*. Helu Helu Publishing, Bensheim 2018

Kullmann, Kerstin: *Die Vermessung des Glücks*. In: Der Spiegel 05/2019, S. 112–115

Leger, Elke: *Perfektion: das falsche Ziel für Eltern*. www.familienhandbuch.de/babys-kinder/erziehungsfragen/allgemein/perfektiondesfalschezielfuereltern.php, aufgerufen am 28.02.2020

Mai, Vanessa: *Interview auf SWR 4*. www.youtube.com/watch?v=JdfOLxUx9IY&feature=youtu.be, aufgerufen am 10.08.2020

Mercier, Pascal: *Das Gewicht der Worte*. Hanser Verlag, München 2020

Nussbaum, Cordula: *LMAA. 66 Mini-Plädoyers für mehr Mut, Leichtigkeit und Gelassenheit*. GABAL Verlag, Offenbach, 2. Auflage 2018

Paretoprinzip. https://de.wikipedia.org/wiki/Paretoprinzip, aufgerufen am 10.08.2020

Parship-Studie (2018): *Deutschlands Single-Studie: Single-Gesellschaft – 16,8 Millionen Alleinstehende leben in Deutschland*. www.parship.de/presse/pressemeldungen/2018/deutschlands-single-studie-single-gesellschaft-168-millionen-alleinstehende-leben-in-deutschland/, Meldung vom 01.02.2018, aufgerufen am 10.08.2020

Perfektionismus. https://de.wikipedia.org/wiki/Perfektionismus_(Psychologie), aufgerufen am 10.08.2020

Perfektionismus. http://eis-coaching.com/mindset-alles-eine-frage-der-einstellung/perfektionismus. Mit Verweis zu der Zwillingsstudie von Federica Tozzi, aufgerufen am 10.08.2020

Perl, Jessica; Unger, Angelika: *Perfektionismus. Wann wird Perfektion zum Risiko?* https://www.impulse.de/management/wann-perfektio

nismus-zum-risiko-wird-und-was-betroffenen-hilft/2027015.html. Artikel vom 16.08.2017, aufgerufen am 10.08.2020

Pfeil, Markus: *Perfektionismus überwinden*. Book on Demand, Norderstedt 2018

Scherer, Hermann: *Glückskinder*. Campus Verlag, Frankfurt / New York 2011

Schulte-Austum, Eva: *Vertrauen kann jeder. Das Rezeptbuch für ein erfülltes Leben*. Knaur HC, München, 2. Auflage 2019

Starnberg, Robert J.: *Erfolgsintelligenz. Warum wir mehr brauchen als EQ + IQ*. Lichtenberg, München 1998

Timmler, Vivien: *Zufriedenheit: So macht Geld doch glücklich*. https://www.sueddeutsche.de/wirtschaft/zufriedenheit-so-macht-geld-doch-gluecklich-1.3603926. Artikel vom 26.07.2017, aufgerufen am 10.08.2020

Wimmer, Alexandra: *Sport stärkt die Persönlichkeit*. https://www.medizinpopulaer.at/archiv/bewegung-fitness/details/article/sport-staerkt-die-persoenlichkeit.html, aufgerufen am 10.08.2020

Windolph, Andrea: *Teamrollen nach Belbin: Wie sollte ein perfektes Team zusammengesetzt sein?* https://projekte-leicht-gemacht.de/blog/pm-methoden-erklaert/teamrollen-belbin/, aufgerufen am 10.08.2020

Zitelmann, Rainer: *Psychologie der Superreichen. Das verborgene Wissen der Vermögenselite*. FinanzBuch Verlag, München 2018

Zitelmann, Rainer: *Reich werden und bleiben*. FinanzBuch Verlag, München 2015

Zitelmann, Rainer: *Setze dir größere Ziele. Die Geheimnisse erfolgreicher Persönlichkeiten*. Redline Verlag, München 2014

Personen- und Stichwortverzeichnis

80-20-Regel 34
»D, I, S und G«-Modell 154

Adler, Alfred 189
Agassi, Andre 78
Altstötter-Gleich, Christine 19
Ausgewogenheit 117

Bandura, Albert 42
Belbin, Meredith 155
Bestimmung, innere 130
Brockmann, Hilke 126
Bürgel, Ilona 145

Colvin, Geoff 58

DEGS s. Robert Koch-Institut 125
Deutsche Gesellschaft für Ernährung (DGE) 122
Duck, Dagobert 124

Echokammer 25
ElitePartner 84
Ericsson, Anders K. 57
Evra, Patrice 27

Fried, Jason 145

Glücksgefühl, intrinsisches 127
Glücksverhinderer 39

Hamachek, Don E. 19
Heinemeier Hansson, David 145
Hüther, Gerald 104

Jobs, Steve 26

Kahneman, Daniel 126
Kahn, Oliver 118
Kullmann, Kerstin 184

Lempp, Reinhart 77
Lombardi, Pietro 50

Mai, Vanessa 60
Mercury, Freddie 69

neun Teamrollen (Belbin) 155

Orthorexie 122

Parship 84, 199, 200
perfekte Eltern 72
perfekter Partner 84
Perfektionismus, neurotischer 20, 25, 40, 51, 60
Perfektionismus, normaler 20
Perfektion, positive 24
persolog® 154
pragmatische Lücke 13

Reichtum, äußerer 124
Reichtum, innerer 127
Robert Koch-Institut (RKI) 125
Rohn, Jim 95
Ronaldo, Cristiano 27, 120
rosarote Brille 88

Schauer, Gernot 117
Schooler, Jonathan W. 183
Selbstoptimierung 57, 107
Starnberg, Robert J. 131

Timmler, Vivian 126

Wilson, Timothy D. 183

Zimmermann, Anna-Maria 68
Zitelmann, Rainer 118, 126, 143, 183

Über den Autor

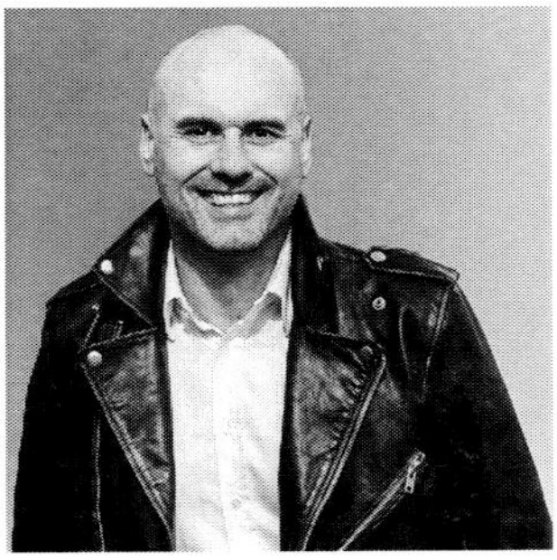

Stefan Dederichs hat sich bereits mit 21 Jahren selbstständig gemacht. Und das, nachdem er eine schwere Jugendzeit überstanden hat: Mit 19 Jahren hatte er sich dazu entschlossen, sich das Leben zu nehmen. In letzter Minute wurde er von seiner Mutter gefunden. Er kam mit sich und der Umwelt nicht zurecht und litt unter Depressionen, Minderwertigkeitskomplexen und mangelndem Selbstvertrauen. Erst durch die Bewältigung komplexer Herausforderungen im Rahmen seiner Selbstständigkeit gelang es ihm, seinem Leben einen Sinn zu geben. Sein übermäßiges Streben nach Perfektion und die extremen an sich selbst gestellten Ansprüche hinderten ihn jedoch weiterhin daran, sich als wahrhaft glücklichen Menschen empfinden zu können.

Mit 26 Jahren rutschte er durch eine berufliche Fehlentscheidung in die Privatinsolvenz und verlor alles, was er sich bis dahin aufgebaut hatte. Aber bereits zwei Jahre später war er wieder schuldenfrei. Erst nachdem er verstanden hatte, dass die Unzufriedenheit mit sich selbst und sein Perfektionsanspruch ihn daran hinderten, erfolgreich und glücklich zu sein, gelang es ihm, sein Leben auf eine neue Stufe zu heben.

20 Jahre lang galt er als erfolgreichster Verkäufer seiner Branche. Heute ist er Gesellschafter mehrerer Firmen, erfolgreicher Buchautor und gefragter Vortragsredner. Er sagt über sich, dass er ein glückliches, relaxtes und entspanntes Leben führt. Sein größter Wunsch ist es, dieses Gefühl möglichst vielen Menschen zu vermitteln und ihnen zu helfen, ihr persönliches Glück zu finden.

www.stefan-dederichs.de

TOP Redner & Autor – Experte für Verkauf und Persönlichkeitsentwicklung

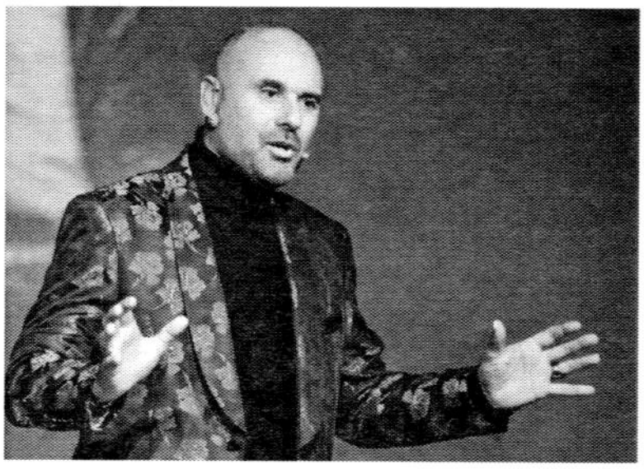

Glück kommt nicht von allein. Doch dem Glück kann man entgegengehen – denn es gibt Wege zum Glück. Statt ein Leben lang auf Glücksmomente zu warten, legen Glücksmacher den Fokus auf das eigene Denken und Handeln. Klingt einfach? Aber warum sind dann nicht alle Menschen die Macher ihres eigenen Glücks? Ganz einfach: Sie kennen die Wege zum Glück nicht. Doch die liefert Stefan Dederichs.

Als Kind gehänselt, als Jugendlicher einsam und depressiv, Selbstmordversuch mit 18: Der heutige Erfolgsunternehmer, Top-Verkäufer und Vortragsredner Stefan Dederichs bewegte sich lange Zeit im Nichts, lebte, und nahm dennoch nicht am Leben teil. Heute führt er ein entspanntes, ausgeglichenes und glückliches Leben, schildert Stefan Dederichs in seinem Vortrag »Scheiß auf perfekt« – und das nicht psychologisch abgehoben, sondern auf sehr persönliche Weise. Er nimmt den Zuhörer im wahrsten Sinne des Wortes mit, erzählt seine Geschichte und leitet aus seinen Erfahrungen die wesentlichen Faktoren ab, die ihn zu Glück und Zufriedenheit geführt haben. Damit macht er das Thema Glückssuche greifbar.

- Zuhörer finden Ansätze, um ihr Lebensglück auf eine echte und wahre Glücksstufe zu heben.
- Mitarbeiter werden effektiver.
- Verkäufer erreichen eine höhere Abschlussquote.
- Teams schaffen schnellere Lösungen.
- Menschen leben zufriedener und glücklicher.

Eine Auswahl seiner Vorträge, Trainings und Bücher findest du auf den nächsten Seiten und unter www.Stefan-Dederichs.de

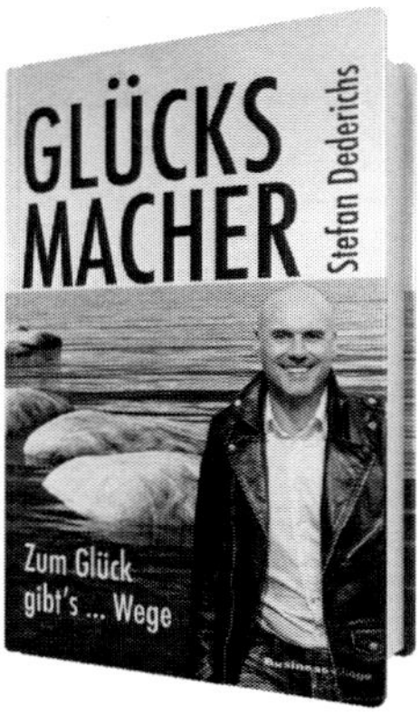

GLÜCKSMACHER: Zum Glück gibt's ... Wege

Du brauchst nicht ein Leben lang auf Glücksmomente zu warten. Denn Glück kommt nicht von alleine. Man muss ihm entgegengehen. Stefan Dederichs erzählt in »Glücksmacher« aus dem vollen Leben. Er illustriert den Weg aus der Depression heraus zu einem lebensfrohen, ausgewogenen und selbstbewussten Menschen, der Chancen ergreift und sein Leben aktiv gestaltet.

313 Seiten, 19,95 €
ISBN: 978-3-86980-392-0

Glücklich verkauft

Die Verkaufstechniken kennst du alle. Deine Umsätze lassen sich sehen. Doch wirklich glücklich bist du nicht. Woran liegt das? Warum ist der Mensch im Verkauf so wichtig? Die Antwort findest du in Dederichs Buch. Es zeigt dir, was du bisher in noch keinem Verkaufsbuch gefunden hast.

180 Seiten, 9,95 €
ISBN: 978-3-86980-506-1

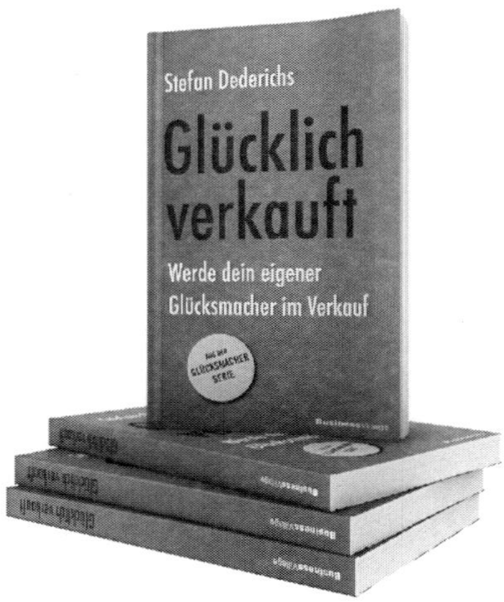

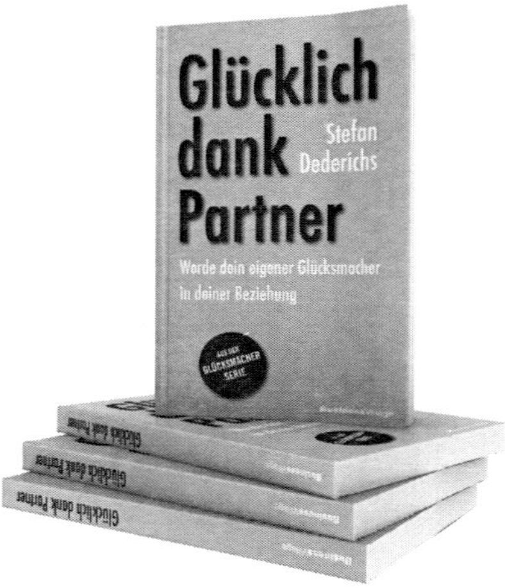

Glücklich dank Partner

Gute Ratschläge und Tipps für eine glückliche Beziehung gibt es viele. Doch meist folgen sie Utopien und Wunschvorstellungen, die mit der Lebensrealität kaum vereinbar sind. Stefan Dederichs geht in seinem Buch einen anderen Weg und illustriert, wie die tägliche Beziehungsarbeit gelingt, um mit dem Partner ein glückliches und harmonisches Leben zu führen.

190 Seiten, 9,95 €
ISBN: 978-3-86980-517-7

Glücklich ab fünfzig: Endlich Midlife-Crisis

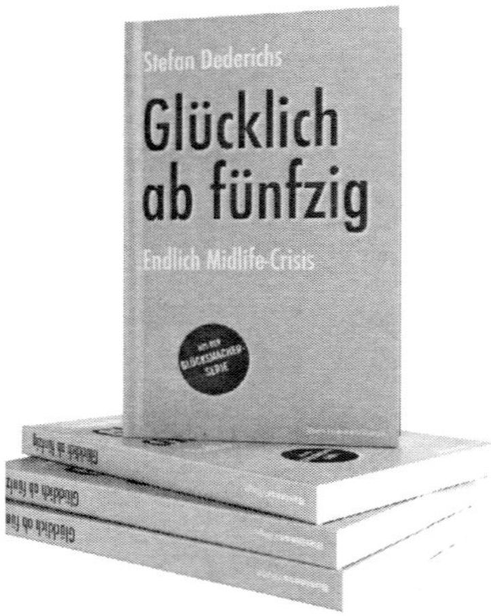

Die zweite Lebenshälfte beginnt. Und es ist der beste Zeitpunkt, dem Leben noch einmal eine neue Richtung zu geben. Doch was kommt auf uns zu? Werden wir jetzt unglücklicher oder glücklicher? Wie gelingt uns eine erfüllte zweite Lebenshälfte? Antworten darauf bietet Dederichs Buch. Es liefert neue Sichtweisen auf diesen Lebensabschnitt und zeigt Perspektiven und Möglichkeiten auf.

198 Seiten, 9,95 €
ISBN: 978-3-86980-517-7